UNDERSTANDING THE BRAIN:
FROM CELLS TO BEHAVIOR TO COGNITION

理 解 大 脑
细胞、行为和认知

[美] John E. Dowling　著

苏彦捷 等　译

中国轻工业出版社

图书在版编目（CIP）数据

理解大脑：细胞、行为和认知／（美）约翰·E.道林
（John E. Dowling）著；苏彦捷等译. —北京：中国轻
工业出版社，2020.8（2024.8重印）
ISBN 978-7-5184-2838-0

Ⅰ.①理… Ⅱ.①约… ②苏… Ⅲ.①脑科学－
研究 Ⅳ.①R338.2

中国版本图书馆CIP数据核字（2019）第297502号

责任编辑：孙蔚雯　　　责任终审：杜文勇
策划编辑：孙蔚雯　　　责任校对：刘志颖　　　责任监印：吴维斌

出版发行：中国轻工业出版社（北京鲁谷东街5号，邮编：100040）
印　　刷：三河市鑫金马印装有限公司
经　　销：各地新华书店
版　　次：2024年8月第1版第4次印刷
开　　本：880×1230　1/32　印张：11.25
字　　数：160千字
书　　号：ISBN 978-7-5184-2838-0　定价：68.00元
读者热线：010-65181109
发行电话：010-85119832　　010-85119912
网　　址：http://www.chlip.com.cn　http://www.wqedu.com
电子信箱：1012305542@qq.com
版权所有　侵权必究
如发现图书残缺请拨打读者热线联系调换
241265Y2C104ZYW

译 者 序

....

　　2019年初，"万千心理"的孙蔚雯编辑询问我对约翰·E.道林（John E. Dowling）教授的这本书出版译本的看法。在大致浏览了内容介绍、目录和部分章节等相关材料后，我给了非常肯定的建议，当然也就荣幸地承担了组织翻译的任务。

　　这本书是道林教授为哈佛大学新生开设"神奇的大脑"研讨班而配套的书籍。其中不仅介绍了大脑的相关知识，而且细致地描述了视觉、语言、记忆、情绪以及意识等引人关注的大脑功能。特别吸引我的一点是，老先生对这些复杂的大脑研究成果驾轻就熟，信手拈来。全书既有研究专著和教材的基础内容，也有对大脑功能研究的策略分析和反思，为我们从细胞到行为再到认知的不同层面来理解大脑建构了清晰简洁的框架。同时为很多研究工作进行有关来龙去脉的背景介绍，像是讲故事一般娓娓道来，让读者有着身临现场的代入感和既视感，充分体现了道林教授在哈佛大学讲授30年行为神经科学概论的功力。

　　在这十多年间，我曾经多次组织在美国很有影响的生物心理学教材的翻译工作，并曾联合全国相关领域专家于2018年出版了生物心理学专著，同时不断参与翻译认知神经科学教材以及讲授相关课程的工作。比较起来，这本书很像对上述教材和专著的浓缩，或是可供随时查阅的桌上参考书。虽然这本书的内容不是面面俱到，却从多个层面深刻剖析了大脑。

为了保证译本的质量和完成时间，我动员了活跃在认知神经科学研究和教学一线的中青年同人和我一起完成翻译任务。责任译者包括来自北京大学心理与认知科学学院的苏彦捷教授（前言、第一章、第九章），何淑嫦副教授（第二章、第三章），陈立翰副教授（第四章），邵枫副教授（第五章、第六章），方方教授（第七章、第八章），孟祥芝副教授（第十章），杨炯炯副教授（第十一章、第十二章）；来自中国科学院心理研究所的李新影研究员（第十三章）。最后，我对全书译稿进行了通读和校对。

尽管我们这些译者都是生物心理学和认知神经科学相关领域的研究者，但翻译工作对专业知识的理解和把握要求苛刻。如果读者发现书中翻译的问题和错误，请一定不吝赐教，我们一起努力尽可能地将原书的内容准确再现，为不断深入理解大脑而贡献一份力量。

苏彦捷

2019年9月于北京大学心理与认知科学学院

前　言

使我们成为人类并在所有生物中独树一帜的正是我们的大脑。知觉、意识、记忆、学习、语言和智力都源于并依赖于大脑。大脑为我们提供了奇妙的东西，从数学理论到交响乐，从汽车、飞机到月球之旅。一旦大脑出了差错，我们就完了。

在过去的一个世纪里，我们对大脑的认识飞速发展，但可以说，那些研究大脑的人仍然只是在隔靴搔痒。心理到底是什么？它与大脑功能有什么关系？大多数神经学家认为心理源于大脑功能，但目前还没有人能充分定义我们所说的心理是什么意思。"意识"是一个特别难以捉摸的主题，尽管哲学家和其他人在无休止地谈论它的含义。

作为一名神经生物学家，我总是被有关大脑和大脑功能的问题困扰。这一情况对一些朋友来说尤甚，他们知道大脑科学中令人兴奋的发现，也目睹了精神疾病、衰老或脑损伤的后果，并希望更多地了解治疗这些问题的新药物。任何医学领域都离不开脑科学的进步，特别是当我们已经认识到疾病的进程和结果可能会受到大脑功能和精神状态的影响时，更是如此。健全的身体／健全的头脑是一条双向的道路，两者都深受对方的影响。

这本书旨在回答我经常被问到的许多有关神经科学的问题。同时，我希望向一般读者传达这一领域的本质和活力——我们在理解大脑如何工作方面正在取得的进展——并描述了我们研究大脑功能的一些策略。只要有可能，我就试着把主题与相关的事情联系起来，例如大脑功能的病变或后果。为了保持本书的条理性，我省略掉了很多本领域卓越的研究成果，希望可以让这本书成为一本有趣的读物。

本书前四章提供了有关对大脑的最新理解的所有细节。书的其余部分会深入大脑功能中似乎与认知和大脑如何创造心理有关的各个方面，包括视觉、感知觉、语言、记忆、情感和意识。但是，如果要深入了解这些主题，首先必须厘清大脑功能的基本要素。

这本书的早期版本是20年前出版的，名为《创造心智》（*Creating Mind*）。我们今天是从哪里了解大脑功能的呢？很显然，有两个领域为我们提供了丰富的知识。首先是神经生物学，研究神经功能的生物学机制。我们现在可以细致入微地描述神经元是如何工作的——它们如何接受刺激，如何沿着细胞膜产生和传播电信号，如何在突触中传递信息，以及如何在短期或长期的基础上被调节或修改。此外，神经生物学还发现了大量关于大脑中胶质细胞的信息，这些细胞为神经元提供支持，控制细胞外空间，引导发育中的神经元到达适当位置，并在发育和成人阶段的大脑中修剪突触。

另一方面，认知科学告诉了我们许多关于人脑和心理的内容，以及行为和认知现象在大脑中发生的地方。脑成像，特别是功能成像，已经变得越来越精细和透明。脑成像已经彻底改变了心理学：大脑不再被认为是一个黑匣子了。

那我们未来的方向在哪里？在我看来，是将神经生物学和认知科学结合在一起。一群神经元是如何相互作用来形成复杂的行为的？这是系统神经科学的研究范畴。我们正在开始这一探索，如果我们真的要去理解大脑，这种结合就必然发生。在我看来，这是21世纪神经科学面临的主要挑战。这不仅对于理解正常的大脑非常重要，对于了解患病、受损或认知受损的大脑也非常重要。神经生物学关于无脊椎动物的研究提供了理解简单行为的例子（见第五章），但是对于脊椎动物完整行为的研究，我们还有很长的路要走。怎样才能实现这一切呢？新的电子显微镜技术将以单个突触水平对大脑区域进行成像和重现，同时记录数百个神经元的活动，并计算模拟。这些技术及其相关方面的研究已经有相当多的积累，并具有很好的应用前景。在这本书中，我把重点放在我们目前所知道的关于大脑如何运作的问题上。作为一名神经生物学家，我尽可能强调潜在的生物学机制，弥合神经生物学和行为之间的鸿沟。

第一章描述了大脑的一般组织。大脑中的细胞是什么？它们与身体其他部位的细胞有何不同？第二章讨论脑细胞是如何接收、处理和传递信息的。神经信号以电的方式沿着细胞传递，但在细胞间以化学方式传递。细胞是如何做到这一点的？脑细胞如何产生电信号，化学物质如何将信息传递给相邻的细胞？第三章更详细地讨论了脑细胞是如何相互交流的，以及当脑细胞与其他细胞接触时发生的变化；描述了在大脑中用来传递信号的化学物质，并讨论了改变化学传递和引起大脑功能深刻变化的药物。第四章讨论了我们所拥有的各种感官系统，这些系统使我们能够感受世界。

第五章描述了无脊椎动物如何在阐明神经和行为机制方面起到不可估量的作用。来自海洋的动物，如乌贼、马蹄蟹和海蜗牛都特别有用。第五章提供了有关这些动物的重要发现的例子，以及遗传学在揭示果蝇昼夜节律的机制中所起的作用。第六章描述了人类大脑的结构——大脑的各个部分以及它们所扮演的角色。青蛙和鱼以及我们的大脑有什么不同？第七章和第八章对视觉系统进行了深入探讨，从视网膜和皮质功能再到目前关于视知觉的概念。我们对视觉系统的了解比其他任何大脑系统都多，它提供了大量关于大脑功能的线索。第九章讨论了大脑的发育和可塑性。胚胎脑细胞是如何找到他们的目标的？环境和损伤是如何影响发育阶段和成年阶段的大脑的？第十章和第十一章讨论了语言、记忆和学习这一引人入胜的话题，以及大脑成像和有关人脑的新发现。长期以来，神经科临床提供了有指导意义的特定脑损伤患者的例子。今天，脑成像技术有望提供大量关于人类大脑的新信息。

第十二章转向更多地与心理联系在一起的主题——情绪和理性。大脑中哪些区域参与了情绪性行为，当这些区域被干扰时会发生什么？理性是大脑的一种突显特征，它可能来自情绪性行为。最后，第十三章探讨了意识。我们所说的意识是什么，我们如何从神经科学的角度看待意识呢？在本书的大部分章节中，我都会举一个例子，来说明损伤和疾病如何影响大脑的功能。这样的例子并不是简单地为了引发读者的好奇心。相反，这些功能的改变让我们看到了大脑的正常状态应该是什么样的。本书的最后还提供了一个术语表，以帮助读者查询不熟悉的术语或概念，但书中在相应之处也几乎都提供了进一步的解释。

这本书的早期版本主要是为非科学工作者的大众而写的，反响不错，重印了七次。多年来，我一直用它作为我在哈佛大学新生研讨会上的基础书籍。虽然这些一年级新生并不打算主修某门学科，但抱有浓厚的科学兴趣，觉得这本书很容易上手。然而，20年后，这本书显然需要一些更新，所以我找到了诺顿公司（W. W. Norton & Company）来做这件事情。我收到了诺顿公司副总裁德博拉·马尔穆德（Deborah Malmud）的热情回复，她对我说，她一直很喜欢这本书，这是她开始从事专业出版工作时，书架上最早陈列的书之一。她建议我不是简单地更新这本书，而是用大量新材料扩充它，并更换书名。我尽力尝试，不仅描述了我目前对大脑功能的了解，还描述了我们接下来的发展方向，即大脑研究的未来。

我非常感谢德博拉在我整个写作过程中给予我的帮助，从她最初的建议，到阅读部分草稿，再到最终定稿。她一直很支持我。还要感谢她的助手凯特·普林斯（Kate Prince）和项目编辑玛丽亚·埃普斯（Mariah Eppes）的耐心和巨大帮助。

目　录

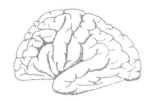

第一部分

细胞神经生物学

基本要素

在过去的一个世纪里，神经生物学家一直关注神经系统的细胞。对神经元和突触的结构进行了详细的阐述；现在我们知道了单个神经细胞和受体细胞是如何产生、携带和传输电信号和化学信号的，而且我们已经确定了神经元用来传递信息的许多物质。最近，分子生物学方法揭示了分子执行神经活动各种任务的方式。

第一章

大脑的独特性

···

鲍勃·琼斯（Bob Jones）62岁退休时是一家小公司的首席执行官。他一直是一位高效的管理人员，对妻子和家人也都尽心尽力。2年前，他变得脾气暴躁且健忘，但这一变化被大家都归咎于压力。虽然卸任了首席执行官，但他仍继续在为公司工作。

琼斯先生变得越来越健忘，最后去看了医生，医生安慰他说，他只是年龄大了。他越来越烦躁，好像什么事都不对，妻子把他带回医生那里。医生认为琼斯先生患有抑郁症，开了一种抗抑郁药并辅以心理治疗。这两种方法似乎维持了1年左右的疗效。

第二年，琼斯先生的记忆力显著退化，注意力丧失，无法学习新事物。他不再工作了，脑部扫描显示他的大脑明显萎缩，被诊断为阿尔茨海默病。

琼斯先生的智力开始急剧下降。有好几次，在他妻子外出时，他煮完咖啡却忘了关掉炉子。如果他出门，很快就会迷路，后来甚至会在自己的家里迷路。他不能区分左右，以致没有他人的帮助，连衣服都穿不上。他难以控制自己的手臂和头部，最终使他无法独立进食。在这段时间，他的妻子一直在照顾他，但她越来越觉得所照顾的人不是她丈夫，而是一个陌生人。他几乎失去了所有使他成为一个独特的人的特质。

——摘自 David L. Rosenham 和 Martin E. P. Seligam 的《异常心理学：个案和学习手册》（*Abnormal Psychology: Casebook and Study Guide*，New York，NY: Norton，1995）

　　人类大脑的重量大约是1.5千克——只占我们总体重的2% ~ 3%——但它的重要性怎么强调都不为过。它几乎掌控我们所做的每一件事，并使我们成为真正的自己。当大脑退化时，就像发生在琼斯先生身上的那样，个体不仅不能完成像吃饭这样的简单任务，也失去了独特性和个性。

　　我们意识到大脑控制着许多活动，行走、交谈、大笑和思考只是其中的一小部分。大脑能启动、控制和调节这些运动。但在日常生活中，我们并没有意识到大脑功能的许多其他方面。它调节着内部器官，包括心脏和血管系统、肺和呼吸系统、肠道和消化系统。大脑还会利用我们没有注意到的机制来协调和整合运动，例如，利用来自肌肉、肌腱和关节的丰富的感觉信息。肌肉收缩的程度会向大脑发出信号，但通常我们对自己的肌肉状态并不了解。

　　最有趣也是最神秘的是被称为"心理"的精神功能。心理包括感觉、情绪、觉知、理解和创造力。它们是由大脑创造的吗？今天，神经科学家和哲学家的共识是，心理是大脑功能的一种特殊属性。也就是说，我们所说的心理是复杂且更高级的神经加工的结果。显然，就像发生在琼斯先生身上的那样，脑损伤或疾病可以严重损害大脑。至少，心理依赖于完整和健康的大脑功能。

动物有心理吗？这个问题的答案主要取决于对心理的定义。猫、狗和猴子可以表达情感，表现出一些理解能力，甚至应用创造性的方法解决简单的问题，但动物没有人类的丰富心理。与其他生物相比，人脑有什么独特之处吗？我们还不清楚。那么我们如何解释我们非凡的心理能力呢？

人类的大脑是否比其他动物的大脑具有更高的进化水平？这是有可能的，虽然人类大脑功能的细胞机制类似于其他动物，甚至是只有非常初级的神经系统并且几乎没有心理方面表现的动物。我支持的观点是，人类的大脑在质上与其他动物的大脑相似，但在神经细胞的数量上不同。也就是说，人类的大脑比其他灵长类动物（我们的近亲）的大脑有更多的神经细胞，但更重要的是，人类大脑的大脑皮质——高级神经功能（感知、记忆、语言和智力）的所在——比任何其他脊椎动物的大脑皮质都发达（图1.1）。由于人类神经细胞的增加和皮质的发育，大脑的一些新的功能出现了。

理解大脑需要了解它的结构、功能和化学过程。一旦我们这样做了，我们能真正理解心理吗？大脑能理解它自己吗？没有人知道；这其中有很多东西要学。为了奠定进行这一探索的基础，我首先会描述大脑的元素和结构，这些元素是如何相互作用的，它们的特殊特征以及这些特征的结果。这将让我们对大脑是如何组织的有一个总体的概念。

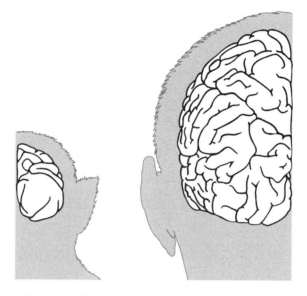

图 1.1 成年恒河猴的大脑与成年人类的大脑。人类的大脑不仅非常大，而且表面有更多的褶皱，从而增加了大脑的表面（皮质）面积。

大脑的细胞：神经元和神经胶质细胞

大脑和其他器官一样，是由离散的单元或细胞组成的。大脑由两类细胞组成：（1）神经元，即神经细胞，其任务是接收、整合和传递信息；（2）起支持作用的胶质细胞（其英文名称来源于希腊语中胶水的意思）。胶质细胞的功能包括维持神经元和大脑的环境，修剪神经元的分支和末端。它们调节神经元在细胞间隙所需物质的水平，还为神经元提供了一个结构框架（特别是在发育过程中），并将神经元隔离，使其更有效地传导电信号。但是神经元是理解大脑如何工作的关键细胞，大脑包含了数十亿个神经元。

我们不知道人类大脑中到底有多少神经元，但最准确的估计是人类大脑中大约有860亿个神经元——是黑猩猩（70亿个神经元）的10倍还多。像胶质细胞一样，神经元也是复杂的，有许多分支，可以延伸很长的距离。例如，控制足部肌肉的神经元有一个称为轴突的分支，它沿着腿的长度延伸到脚，长度约为1米。这个直径小于0.1毫米的细胞体（或叫胞体）位于脊髓的下部。为了区分细胞体的大小和轴突的长度，我们试想一下如果细胞体有15厘米宽，轴突会有多长——将近1.6千米！

神经元的分支能够以错综复杂的方式在大脑中相互连接。在通常情况下，神经元与其他轴突有100 ～ 10 000个连接，有一种神经元（小脑普肯耶细胞）的连接多达100 000个。

神经元有许多分支，所以大脑的大部分是由神经元的分支组成的。在解剖学上有两种不同的神经元分支：树突和轴突。树突就像一棵树的枝丫，当从细胞中冒出来时相对较粗，但频繁分支，在每个分支点上会变得更细。通常从每个神经元都会延伸出许多树突。相反，轴突在神经元的起始点就较细，大部分的直径保持不变。神经元通常只有一个轴突，当到达它的末端时，轴突会发出大量分支。神经细胞的信息输入发生在树突和细胞体上；轴突负责将细胞的信息输出。

图1.2描绘了在视网膜中发现的一种短轴突的神经元。树突和轴突末梢复合体中的每个小分支都可能代表着与另一个细胞

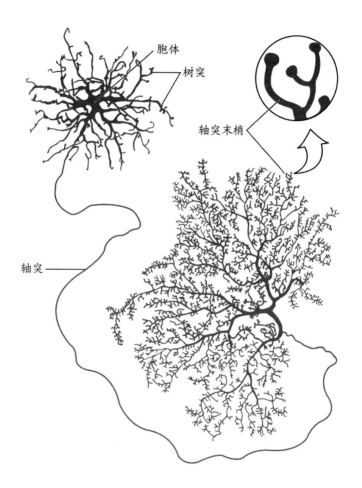

图1.2　一个带有相对较短轴突的神经元。神经元通过树突或胞体接收信息的输入，而细胞信息的输出是通过轴突末梢进行的。树突和轴突末梢的每一个细小的分支都可能是突触接触的部位。

的功能接触点。绘制细胞的科学家很可能还漏掉了许多接触点。神经元之间的功能性接触称为突触，主要以化学方式运作。也就是说，神经元在突触处释放特定的化学物质，这些化学物质扩散到邻近的神经元。这种化学物质可能会刺激、抑制或调节所接触的神经元。

我们用高分辨率的电子显微镜可以很容易地观察到突触的特殊结构。图1.3呈现了一个突触（是图1.2中轴突末梢的分支）。右下是突触的电子显微照片，左边是突触的图示。如图1.3所示，在电子显微图中看到的是轴突末梢中间的切片。轴突末梢的一个显著特征是在（突触前）末梢内存在微小的囊泡：囊泡储存突触释放的化学物质。囊泡聚集在突触处，突触激活时，囊泡与细胞膜融合，囊泡的内容物释放到两个细胞之间的空间中（图1.3中的箭头）。这些化学物质在空间中扩散，并与（突触后）细胞膜内的特定分子（蛋白质）相互作用。当这些分子被突触化学物质激活时，启动的机制会引起突触后细胞的改变。

神经科学家重点研究突触是因为人们普遍认为神经元之间的相互作用解释了大部分大脑的功能。例如，大多数影响行为的药物，如可卡因、麦角酸二乙基酰胺（lysergic acid diethylamide，LSD）、百忧解甚至安定，都是通过调节突触活动来实现效用的（见第三章）。此外，情感性精神障碍，如精神分裂症、抑郁症和焦虑症，似乎是大脑突触机制受损的结果。

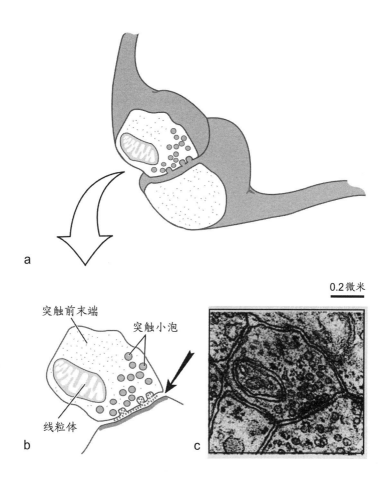

图1.3 两个神经元分支（左上和左下）之间的突触接触图示和一个突触的电子显微图（右下）。突触小泡含有在突触激活时释放的物质。囊泡附着在膜上，并将其内容物释放到两个分支之间的空隙中（箭头处）。所释放的物质可以刺激、抑制或调节所接触分支的活动。

神经元有多么特别?

神经元的细胞机制与人体内其他细胞相同。每个神经元的细胞核都含有由细胞产生特定蛋白质的脱氧核糖核酸(deoxyribonucleic acid,DNA)。神经元内包括核糖体和线粒体,核糖体是负责组合蛋白质的结构,线粒体为细胞提供能量丰富的分子。神经元中也含有在几乎所有细胞中都有的微管和微丝;它们参与细胞内的物质运动,帮助维持神经元的复杂结构。

由此可见,神经元的生化机制与所有细胞的机制是相似的。然而,神经元在两个方面有别于身体其他的细胞,这两个方面对医学有着重要的影响:首先,大多数脑细胞在死亡后就不可替代了;其次,脑细胞时刻需要氧气。神经元一旦在胚胎发育过程中成熟,就再也不能分裂了。这与身体中大多数细胞的去分化、分裂并在受伤生病时产生新的细胞的过程非常不同。手指上的伤口很快就会愈合,因为细胞会分裂并填补伤口。身体大部分器官的细胞都是如此。

但当脑细胞因损伤或疾病而死亡,通常不可替代。人类1岁时的大脑几乎包含了毕生所有的脑细胞,但在整个生命过程中,神经元会随着时间的流逝而死亡。在其他器官中,死亡的细胞很快就会被取代,但在大脑中不是这样的。脑细胞死亡的数量高得惊人——每天可能多达15万个。这一估计来自一项发现,随着年龄的增长,至少有5% ~ 10%的脑细胞死亡。如果假设在

80 ～ 100年内大脑细胞减少了7%，而一开始有860亿个细胞，那么每天大约就有15万个细胞死亡。随着成长，脑内的神经分支开始减少，神经元的大小也会缩小，导致脑容量降低。

身体大多数组织中的细胞可通过两种方式被替代：（1）成熟细胞去分化后增殖为该组织的新细胞；（2）组织中的干细胞能够分裂并形成新的细胞。然而，在大脑中，干细胞主要存在于两个区域：在参与长时记忆形成的海马体中以及嗅觉系统中。但在人类的嗅觉系统中似乎没有干细胞。此外，尚不清楚干细胞在海马体中的作用。干细胞不会生存很久，在人类身上只能存活一两年，而大脑中的其他细胞的寿命和个体一样长——80 ～ 100岁。另一方面，嗅觉系统中的干细胞可以取代不断翻转的嗅觉受体。

神经元一旦成熟，就不能再分裂了，而且整个大脑中几乎没有干细胞，那么脑肿瘤是怎么产生的呢？成年人中大多数（就算不是所有）脑肿瘤都是胶质细胞瘤。与神经元不同的是，胶质细胞可以在成人大脑中分裂。当胶质细胞分裂失控时，就会产生肿瘤或癌症。只有儿童的脑瘤才可能是由神经元引起的，幸运的是，这种肿瘤相当罕见。

大脑包含了如此多的神经元，大多数人终其一生所失去的细胞不会多到导致心理衰退。然而，随着年龄的增长，脑细胞死亡的速度确实赶上了我们衰老的速度，最终，几乎每个人的精神状况都会恶化。为什么有些人能比其他人更长时间地保持敏锐的心智能力呢？这是一个谜；事实上，决定人类寿命的可能正是脑细胞的丧失。就算我们能够消除心脏病、癌症和其他致命疾病，可能仍旧无法延长人类的绝对寿命，因为大多数脑细胞不能分裂和自我替代。虽然自1900年以来，人类的平均预期寿命增加了60%以上，从1900年的大约50多岁增加到今天的80多岁，但人类的最高寿命自古以来并没有显著增加。图1.4显示了人类从古代到现代的长寿趋势。医疗进步以及住房和卫生条件的改善极大地增加了活到60岁的人数，从约占人口的20%增加到近80%。记录在案的最长寿的人是122岁，但那是20多年前的事了。从那以后，再也没有人活到120岁。

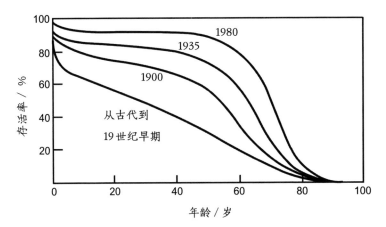

图1.4 本图显示了从古代到1980年的人类预期寿命和绝对寿命的变化。虽然预期寿命从200年前的平均35岁快速延长到1980年的75岁以上，但人类的绝对寿命自古代以来并没有显著延长。也就是说，只有很小一部分人能活到100岁以上。

阿尔茨海默病就以脑细胞过度死亡为特征。多达400万美国人可能患有这种疾病。据估计，到2040年，可能有多达1400万人受到这种疾病的影响。患有此病的人可能在50多岁晚期或60多岁早期就会出现智力下降（神经认知障碍）的表现，开始出现近期记忆衰退，并逐渐丧失所有较高级的智力功能。本章开头描述的鲍勃·琼斯所显示的症状很典型。常见症状是混乱和健忘，随之而来的是运动能力的急剧下降，甚至失语。在阿尔茨海默病中，脑细胞的丧失是由于正常脑细胞的加速死亡，还是由于某种疾病的结果，目前还不清楚，尽管大多数神经科学家认为是后者。到65岁时，大约有10%的人会出现类似神经认知障碍的症状；到85岁时，多达一半的人可能有一些症状。

严重的脑损伤或创伤也会导致脑细胞的过度死亡，这些人经常表现出了类似神经认知障碍的症状。易受脑损伤的人中包括职业拳击手，这些人有时被称为"醉酒打拳者"。脑细胞的死亡可能并不均匀地分布在整个大脑，这导致神经认知障碍、脑损伤或正常衰老的患者出现不同的症状。前重量级拳击冠军穆罕默德·阿里（Muhammad Ali）患有帕金森病，这是一种影响大脑运动控制系统的退行性脑部疾病。他步履蹒跚，行动不便，面无表情，这一切都是帕金森病的典型症状，这很可能与他作为一名拳击手多年来头部受到的重击有关。最近的研究表明，在橄榄球和冰上曲棍球等接触性运动中，脑细胞会受到损伤，导致过度死亡，从而引发神经认知障碍和其他神经退行性疾病。这些人在运动时经常遭受多次冲击，这是发生脑损伤的信号。

阿尔茨海默病可能不是一种单一的疾病，而是多种疾病。例如，早发性阿尔茨海默病在许多情况下明显是遗传的，但在大多数情况下（大约占90%），这种疾病可能不是直接遗传的。当然，有些人具备神经认知障碍的遗传倾向，但是什么因素会导致像鲍勃·琼斯这样的人在60多岁时发病，而另一些人则从未或很晚才患上阿尔茨海默病呢？这一点尚不清楚。

神经元和其他组织的细胞之间的第二个关键区别是，脑细胞需要持续不断地供氧。当缺乏氧气时，神经元会在几分钟内死亡。其他细胞可以在没有氧气的情况下存活，甚至可以在没有氧气的情况下（厌氧状态下）继续发挥功能。在100米跑的比赛中，跑步者的腿部肌肉细胞在仅仅27米后就耗尽了可用的氧气。肌肉在没有氧气的情况下，可通过化学方式分解糖分以及通过类似发酵的过程产生高能量分子来维持功能。比赛结束后，当肌肉恢复供氧时，细胞会分解这些糖碎片，使肌肉恢复静止状态。比赛后，运动员努力呼吸几分钟，便可偿还所谓的"氧气债"所需的氧气。如果你的肌肉在剧烈运动后感到疼痛，部分原因是在肌肉活动的无氧阶段，糖的分解产物——特别是乳酸——的过度积累。

然而，神经元不能在缺氧状态下存活，时间很短也不行。当一个人心脏病发作或窒息后，身体组织的氧气供应被切断，大脑将很快死亡。如果在几分钟内恢复氧气，大脑还能存活，但时间是关键。严重心脏病发作的病人在短时间缺氧后引起永久性脑死亡的情况并不少见，而今天，在有效的生命维持系统的支持下，其他器官（如心脏和肾脏）都能存活并完全恢复。

大脑对氧气的需求量非常大，以至当大脑的某一部分处于活跃状态时，该区域的血液流动会迅速增加。这是**正电子发射断层扫描（positron emission tomography，PET）和功能性磁共振成像（functional magnetic resonance imaging，fMRI）等脑成像技术的基础**，这些技术使神经科学家和医生能够在清醒的受试者参与特定行为时，对他们的大脑进行探测（见第十章和图 10.5）。这些强大的技术为神经学家和医生提供了大量大脑现象的定位信息，并为脑部疾病提供了重要的临床信息。

当一个人中风时，流向大脑的血液就会中断，失去血液供应的区域通常会因为缺氧和营养缺乏而死亡。虽然大部分中风患者的及时效应都显而易见，但目睹过他人中风的人知道，某些修复过程在当下已经开始了，这个过程可能持续数月，一直延续到最初的急性症状（如脑肿胀）消退了很久之后。病人有时会完全康复。同样的情况也可能发生在严重的脑损伤之后；有时病人会出现明显的好转。

从长远来看，如果一个人的脑细胞在中风或受伤后死亡，而这些脑细胞又没有被替换，那么这个人如何才能康复呢？答案是利用剩余的脑细胞，也就是说，附近的细胞可以取代受损或死亡的脑细胞，这至少可以使部分功能恢复。恢复的程度取决于损害的程度和受损害的区域。当大脑的某些部分受损时，很少或根本看不到恢复的迹象，但许多部分的可塑性会更好一些。其他神经元主要通过产生新的加工过程和形成新的突触来接管死亡或受损的细胞。其机制可能与大脑发育和长时记忆形成的机制类似（见第九章和第十一章）。

大脑组织

大脑绝非一个同质体。它由许多部分组成，每个部分都与神经功能的一个方面有关。此外，大脑每个部分的神经元都有非常不同的形状。这些结构上的差异可能与细胞和大脑的这一部分作用有关。图1.5中展示了三个细胞，两个来自大脑的同一个区域，另一个来自大脑的另一个区域。细胞结构的巨大差异显而易见。我们还不明白为什么神经元会有这样的形状，而找出原因对于神经科学家来说仍然是一个诱人的挑战。

不同类型的神经元很容易在个体甚至不同物种之间识别出来。人类大脑皮质中的锥体细胞（图1.5a）看起来与兔子大脑皮质中的锥体细胞很相似。同样，猴子体内的普肯耶细胞［以其发现者普肯耶（Jan Purkinje）命名，他是一位捷克人，许多人认为他是组织学（组织研究）的创始人］看起来也很像猫的普肯耶细胞（图1.5c）。不管在哪个动物的大脑中观察到这两种细胞，都很容易把锥体细胞与普肯耶细胞区别开来。

在一个特定的大脑区域有多少种不同的细胞？在大脑的任何一个部分通常只有几个主要的细胞类别。小脑中主要有五类细胞，视网膜上有五类，大脑皮质上可能只有两类。特定类别的所有细胞看起来都大致相似，并且可能起到了类似的功能。但在大多数情况下，解剖学家已将主要的细胞类别划分为几个亚型，一个特定的区域中可能存在10 ～ 20个或更多的亚型。在生理上，

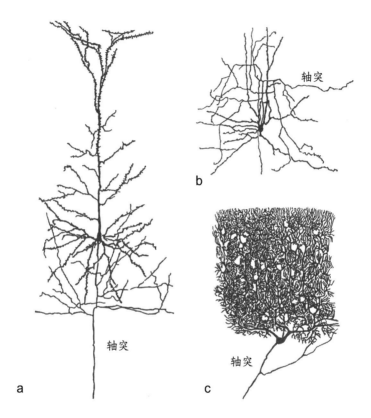

图1.5 在大脑中发现了三种类型的神经元。锥体细胞（a）和星状细胞（b）存在于大脑皮质，而普肯耶细胞（c）存在于小脑。这些图说明了在大脑中发现了具有巨大差异的神经元结构。

这些亚型的反应方式往往有所不同，所以解剖学上的差异确实具有功能上的意义。

另一方面，最近的遗传学研究表明，神经元亚型之间存在着巨大差异，因此可能任何两个神经元之间都不具有遗传上的相似

性。换句话说，根据遗传学，一些研究人员认为，可能有多达860
亿个神经元亚型。因此，如何对神经元进行有意义的分类仍是一
个尚未解决的问题。

　　然而，我们可以简单地将大脑中的各种细胞分为两类：长轴
突细胞和短轴突细胞。长轴突细胞将信息从大脑的一个部位传
递到另一个部位；短轴突细胞仅在大脑的单个部位传递信息（图
1.5b）。短轴突细胞参与局部神经元之间的相互作用，因此通常
被称为联合神经元；它们参与整合和处理信息。早期最伟大的脑
组织学家，西班牙的圣地亚哥·拉蒙－卡哈尔（Santiago Ramón
y Cajal）从19世纪80年代初到20世纪30年代进行了大脑研究，
指出高度发达的动物大脑中的短轴突细胞多于长轴突细胞。这表
明短轴突细胞在复杂的大脑加工过程中起到了重要的作用。在大
脑的大部分区域，神经元聚集在一起形成被称为神经核的结构。
大脑的神经核通常会执行一项特定的神经任务；例如，大脑某一
部分的神经核负责调节心率，而同一部分的另一种神经核控制呼
吸。大脑另一部分的神经核负责调节体温、饥饿或渴，而其他部
分的神经核参与启动运动或将特定的感觉信息从低级脑中枢传
递到高级脑中枢的过程。神经核的一般结构如图1.6所示。信息
通过长轴突细胞的轴突到达神经核。这些细胞的突触在长轴突和
短轴突细胞的树突上。短轴突细胞的分支通常仅限于神经核内，
并在神经核内以及长轴突细胞或其他短轴突细胞上形成它们的
突触。信息通过长轴突细胞的轴突离开神经核。

　　在大脑的某些区域，神经元排列在连续的层中，而不是在离

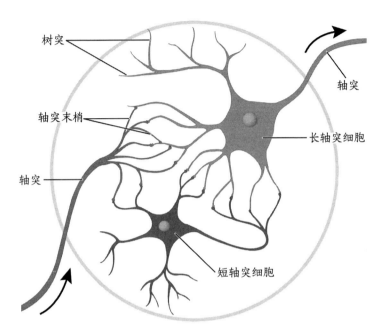

图1.6 脑神经核的示意图。信息通过较大的长轴突细胞的轴突进入和离开细胞核。较小的短轴突细胞调节神经核内突触的相互作用——它们的分支仅限在神经核内。

散的核中（图1.7）。但同样的组织原则依然适用。也就是说，短轴突神经元被限制在一个相对局限的区域中，而长轴突神经元则将信息从一层传递到另一层。大脑皮质和视网膜都是这样组织的。然而，大脑皮质也被划分为执行特定任务的区域。例如，V_4区［V 代表视觉（visual）］，位于大脑皮质上与视觉有关的部分，主要处理形状信息，而邻近的 V_5 区主要负责分析运动刺激。这样的皮质区域在功能上等同于大脑的神经核，但在解剖学上没有

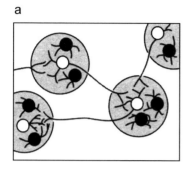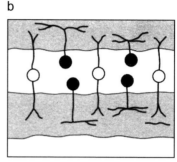

图 1.7　大脑中神经元的常见组织方式。在许多区域，神经元聚集在神经核中（a）。在其他区域，神经元是按层排列的（b）。短轴突神经元仅限于神经核或突触层（阴影区域）内。

很好的定义。换句话说，通常很难确定一个皮质区域的边界。

　　因此，一个单独的神经核或大脑的特定区域被赋予了特定的神经任务，但这些任务并不等同。有些神经核和大脑区域处理或调节一种基本的神经功能，而另一些则处理更高或更精细的方面。例如，主要的视觉区域 V_1 区的严重损伤会导致大脑皮质那部分视野的视知觉永久性丧失。然而，对 V_5 区的类似损伤主要可能导致运动知觉的丧失；视觉的其他方面保持不变。对更高级的视觉区域的损伤可能只会导致难以识别特定对象（例如，面孔）。

　　这种分级组织的结果是，大脑某些部位的微小损伤可能会产生破坏性影响，而其他地方的较大损伤可能会产生很小的影响。此外，在对某些区域或神经核造成损害后，几乎不可能有任何恢复，但是对其他区域造成损害可能不会造成任何长期的损伤。杀死肯尼迪总统（John F. Kennedy）的那颗子弹射进了他大脑的一个区域，那里有许多神经核，负责调节呼吸和心率等重要的身体功能。从进化的角度来看，这个区域也是大脑中较古老的一部分，而且缺乏灵活性。当大脑的这一部分受损时，就很难恢复了。假如类似的枪伤发生在大脑的新皮质——一个最晚进化出来的大脑区域，负责更高级的心理加工——可能只会造成轻微的永久性损伤，肯尼迪很可能可以活下来，而且能够存活很长时间。

神经科学家正试图找出因中风造成某些区域损伤之后的恢复比其他区域的恢复更完整的原因。一个新出现的概念是，大脑中新进化出来的部分，即那些与更高级的神经功能有关的部分，比那些较老的脑结构更灵活或可塑性更高。这种可塑性反映了大脑的某一部分在损伤后重新组织起来并恢复功能的能力（见第九章）。用细胞的术语来说，大脑某些部位的神经元比其他部位的神经元更有能力延伸出新的分支和形成新的突触。所以，大脑的结构是非常不同的，由许多不同的区域组成，与不同的神经功能有关。此外，在不同脑区发现的神经元通常在解剖学上是不同的，这些结构上的差异被认为与特定脑区的作用有关。

大脑的发育

人类的大脑在受孕3周后开始形成。一组细胞，大约有125 000个，沿着胚胎的背侧（背面）形成一个扁平的薄片。神经系统的所有神经元和胶质细胞都由这些称作神经板的细胞衍生而来。

在发育的第3—4周，神经板向内折叠，形成一个凹槽，最终闭合成一个长管，即为神经管。所有的中枢神经系统都起源于神经管，前半部分是大脑，后半部分是脊髓。发育约40天后，神经管前部有3处明显的肿胀；最终形成三个区域——前脑、中脑和后脑。随着神经管的形成，两侧的一些细胞被抛在后面。这些细胞被称为神经嵴细胞，位于神经管的两侧。周围神经系统的很大一部分来源于神经嵴细胞——位于大脑和脊髓外的神经和胶质细胞。图1.8显示了神经管和神经嵴是如何形成的。

是什么导致了神经板的形成？覆盖早期胚胎的是外胚层的细胞，这些细胞最终形成了皮肤。胚胎的内部是内胚层的细胞，这些细胞将形成胃、肠和其他内部器官。在大约2.5周的发育过程中，第三个中间层的细胞形成了中胚层。中胚层分化为许多组织，包括肌肉、骨骼和心血管系统；事实证明，中胚层负责产生神经板细胞。当中胚层形成时，它在外胚层下滑动。当它滑过胚胎背表面的外胚层细胞时，会诱导这些细胞改变命运——变成神经板细胞而不是皮肤（图1.8）。

蝾螈实验首次证明，外胚层细胞被潜在的中胚层细胞诱导产生了神经板细胞。在20世纪20年代，德国生物学家汉斯·斯佩曼（Hans Spemann）和他的学生希尔德·曼戈尔德（Hilde Mangold）证明，如果将中胚层细胞从胚胎的一部分移植到另一部分，那么无论这些细胞在胚胎表面的什么位置，移植的细胞都将诱导上覆的外胚层细胞成为神经板细胞。例如，如果移植在胚胎的腹侧，可以诱导形成第二个神经板。这些开创性的实验引起

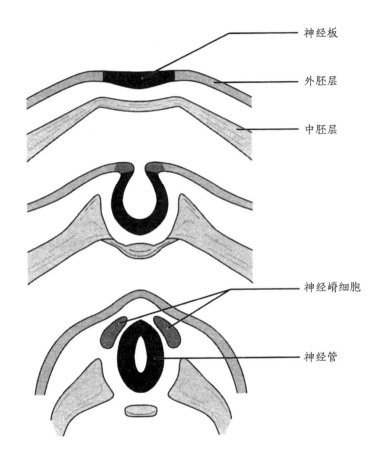

神经板

外胚层

中胚层

神经嵴细胞

神经管

图1.8 从神经板形成神经管和神经嵴细胞。神经板细胞由外胚层细胞通过中胚层细胞释放的化学信号诱导而形成。在人类胚胎发育的第三周和第四周，神经板内陷形成神经管。神经管分化成中枢神经系统——大脑和脊髓。神经嵴细胞来源于神经板细胞的两侧，在神经管形成的过程中遗留下来。神经嵴细胞分化为外周神经系统以及其他与神经系统功能相关的细胞。

了人们的极大兴趣。进一步研究表明，如果阻止中胚层细胞在外胚层下移动，就不会形成神经板，胚胎也就不能形成神经系统。这一发现证实了斯佩曼和曼戈尔德的观点，即神经板细胞是由中胚层诱导的。在第一次实验发表时，希尔德·曼戈尔德不幸死于厨房爆炸。斯佩曼在发育生物学方面的辉煌生涯从世纪之交一直延续到20世纪30年代末。1935年，他被授予诺贝尔奖，主要是因为他在诱导方面的工作。

中胚层细胞是如何诱导外胚层细胞成为神经板细胞的呢？一个早期被大众认可的说法是，中胚层细胞释放化学物质，诱导外胚层细胞改变它们的命运。这一观点得到了几个实验的支持。例如，当把外胚层的碎片和中胚层一起培养时，它们会成为神经板细胞；反之则不会。

图1.9显示了从神经管发育而来的大脑。相对于中间和底部图片，顶部的详细图片被放大了。怀孕60天后，就可以很容易地分辨不同的脑区。大脑表面的褶皱增加了皮质面积，这一过程大约在7个月大时开始。怀孕9个月后，大脑总体上看起来很像成年人，但仍有待发展。新生儿大脑的平均重量不到400克，而典型的成人大脑的重量约为1400克。大脑大部分的增长发生在出生后的3～5年内，但是直到20岁左右才达到最大重量。此后，大脑重量和体积会缓慢而稳定地减小。

实际上，几乎所有的神经元都是在发育阶段的大脑中产生的，确切地说主要是在妊娠的前4个月。那么，在生命的最初3～5年里，大脑引人瞩目的增长的基础是什么呢？有几件事正

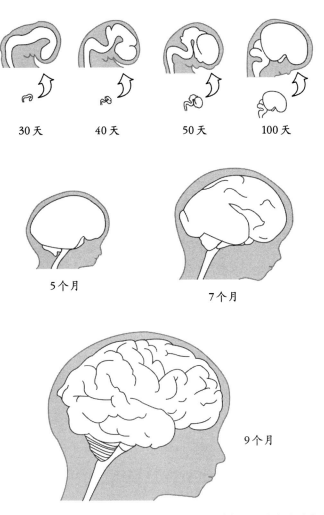

图1.9 人脑从神经管发育而来。顶部的详细图片相对于中部和底部的图片是放大的。顶部较小的图片大致显示了发育早期的脑相对于发育后期的脑的实际大小。请注意，大脑表面的褶皱出现在相当晚的发育阶段。

在发生，包括胶质细胞数量的增加和血管的增长。然而，最重要的因素是神经元本身的发育和精细化。当它们延伸出新的树突分支并形成突触时，细胞体会变大（图1.10）。可能有超过80%的树突生长伴随着突触的增加发生在出生后。但情况比仅仅增加树突和突触复杂得多。在早期发育过程中，树突和突触的过度产生导致大量的树突和突触的重新排列和修剪，从而使大脑回路变得精致和成熟。许多过程和突触的修剪似乎是由胶质细胞管理的。经验显然会影响正在发育的大脑突触的再连接，但再连接并不局限于正在发育的大脑——它在一定程度上贯穿整个生命周期，这一点我稍后将讨论。

　　第二章探讨了单个神经元是如何工作的。也许令人惊讶的是，所有神经元的功能基本相似。了解一个神经元的工作原理，就能大致了解所有神经元的工作原理。这并不是说所有的大脑神经元的功能都相同，而是第二章中概述的是适用于所有神经元的一般原则。

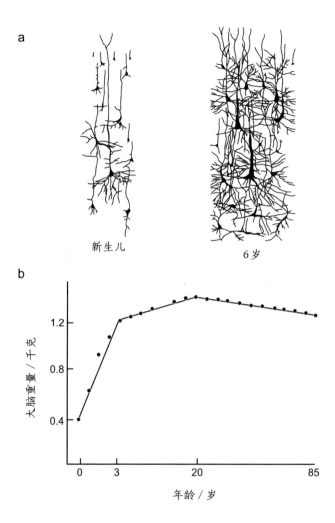

图 1.10 （a）人类大脑从出生到6岁的生长：显示大脑皮质表面的背侧观。(b）大脑重量和年龄的函数关系。大脑重量的快速增长发生在头三年。增长的速度随后减慢，但大脑要到20岁左右才能达到最大重量。此后，大脑的重量会缓慢而持续地减小。

第 二 章

大脑的信号

....

　　肾脏可以净化血液，除去人体内的废物。每一天中，人体内的血液大约会被清洗10次。肾脏衰竭会导致血液中尿素水平的急剧上升而引发尿毒症。尿素是人体氮代谢的主要废物，同时也是尿液中的主要溶解物。发生急性肾衰竭时，血液中的尿素含量可以提高20倍，达到了每升（血液）2克（尿素）的水平——一个非常惊人的数字。

　　尿毒症患者会表现出各种各样的症状，这些症状多数表现为大脑、神经以及肌肉机制的紊乱。早期会出现严重头痛，伴有四肢肌肉抽搐。患者也经常主诉视觉障碍。尿毒症后期的症状表现为抽搐和昏迷，接着就是死亡，这通常是因为心脏纤维化，不能协调和控制心脏肌肉的抽搐。

　　患尿毒症时，这些神经系统和心脏的危机是什么导致的呢？我们可能会想，是因为血液中尿素水平的大幅升高。然而并不是这样，真正的原因是一种正电荷离子的浓度过量，这就是钾离子（K^+）。肾脏衰竭时，K^+的水平从大约每升0.3克上升至每升0.8克，这种改变足以导致死亡以及上述神经系统的症状。"注射死刑"这一死刑执行方法就是通过直接往血液中注射 K^+ 以增加血液中的 K^+ 浓度而导致死亡的。了解与认识 K^+ 以及其他离子在大脑、神经以及肌肉细胞的电活动的产生和调节中所扮演的关键角色，已经成了 20 世纪生物学的重大成就之一。

　　在 20 世纪的后半期，神经科学家已经在了解单个神经元的运作上取得了惊人的进步。神经元和突触的结构已经被充分细致地阐明。我们了解了单个神经元是如何因光或声音等感觉刺激或者突触输入而兴奋起来的，以及神经元是如何执行和编码信息的。为了认识神经元是如何工作的，我们需要透过表象，细致地观察神经元是怎么加工和执行信息的，以及神经元之间是怎么进行信息传递的。神经元（突触）之间的信息传递以化学信号为主，而单个神经元在编码和执行信息时通常依靠电信号的方式。本章介绍了电信号和化学信号是如何产生的，信息是如何编码的，以及信号受阻碍时可能出现的后果。首先，我将对电进行一个简短的介绍。

电与大脑

　　电荷是所有物质的一个固有性质。它有两种极性：正极和负极。相同极性的电荷互相排斥，不同极性的电荷互相吸引。组成原子的两种基本粒子是电子和质子，它们都是带有电荷的。电子带负电荷，而质子带正电荷。家庭用电就是通过金属电线里面的电子流动形成的。电流是一段时间里在导电媒介（如金属电线）

中流动的电子数量的度量。

　　一般来说，原子中的电子数和质子数是相等的，因此它是电中性的。但是原子可以得到或者失去电子，变成带电的，这可以是正电或者负电（图2.1a）。带电的原子被称为离子，它们可以在进出脑细胞的同时产生电信号。大多数离子有一个额外的正电荷或者负电荷，而一些对神经功能有重要作用的离子会有额外的两个正电荷。细胞外面的细胞膜不会轻易允许离子通过，但是细胞膜上面的蛋白可以形成允许和控制离子通过细胞膜的通道（图2.1b）。这些通道通常可以区分带不同电荷的离子（例如，带一个正电荷的钠离子和带一个负电荷的氯离子），甚至可以区分带相同电荷的不同离子（例如，钠离子和钾离子）。如今，我们已经大概知道蛋白通道是如何区分带相同电荷的不同离子的，以及这些通道是如何打开和关闭的。一些通道会一直打开，而大多数通道只有在应对刺激时才会允许离子通过细胞膜，如把化学物质释放到突触上时。

　　为了使离子在通道打开的时候顺利通过，细胞需要维持细胞膜内外的离子浓度差异。实现这一点需要离子泵——一种能主动将离子从细胞膜的一侧运输到另一侧的特殊膜蛋白。离子泵需要消耗能量并且不停地运作，每次能够运输少数离子通过细胞膜。当通道打开时，离子可以通过它来平衡细胞膜两侧的离子浓度。而当离子通过细胞膜时，细胞膜两侧的电荷就发生了改变。膜电压（或者电位）是对细胞膜两侧电荷差异的度量。当细胞产生了一个信号时，细胞膜两侧通常会产生10 ～ 100毫伏

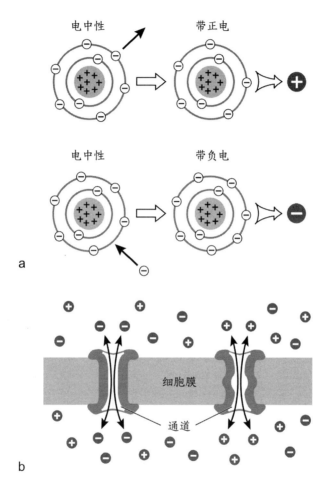

图2.1 （a）电中性的原子通过失去一个电子变成带正电的离子（上），通过得到一个电子变成带负电的离子（下）。带正电的离子的原子核内带正电的质子数多于原子核周围带负电的电子数。带负电的离子则是电子数多于质子数。（b）细胞膜是不能渗透离子的。然而，跨越细胞膜的蛋白通道能允许离子从细胞膜的一侧去往另一侧。有些通道只允许带负电的离子通过细胞膜（左）；其他通道只允许带正电的离子通过（右）。

（0.01 ~ 0.1伏）的电压。这些电压相对于美国家用电器的110伏电压来说是极小的。

细胞静息电位

除了神经细胞受到刺激时会产生电信号，所有的细胞膜两侧都存在一个静息电压（也叫静息电位）。在神经细胞里，静息电位大约是70毫伏。相对于外侧，神经细胞内侧是带负电的。在细胞内侧，带负电的离子数多于带正电的离子数，而细胞外侧则有过量的带正电的离子。这种电荷的不平衡形成了可以在细胞内外测量到的静息电位。静息电位的产生是因为相反的电荷相互吸引。因此，在相对不渗透的细胞膜之间形成了一种吸引力。细胞内外的电荷越不平衡，吸引力越大；也就是说，电压或者电位越大。理解静息电位的产生过程可以帮助我们理解其他电信号是如何产生的。

构成细胞静息电位的因素有两个。第一，在细胞膜离子泵的作用下，细胞膜两侧的离子呈现不均匀分布。涉及的四种主要的离子是：钠离子（Na^+）、钾离子（K^+）、氯离子（Cl^-），以及带有一个负电荷且类似离子的有机小分子（A^-）（图2.2）。K^+ 和 A^- 主要在细胞内侧，而 Na^+ 和 Cl^- 主要在细胞外侧。第二，细胞膜对这些离子的通透性是不同的。它对 K^+ 的通透性最大，而对 A^- 没有任何通透性，此外对 Na^+ 的通透性低，对 Cl^- 的通透性中等，如图2.2中线的斜度所示：K^+ 几乎平缓，Na^+ 非常陡。这意味着在静息状态下，神经元的细胞膜有通道允许 K^+ 非常容易地进出，但是没有允许 A⁻ 进出的通道。此外，在静息状态下允许 Na⁺ 进出细胞膜的通道其实是关闭的。

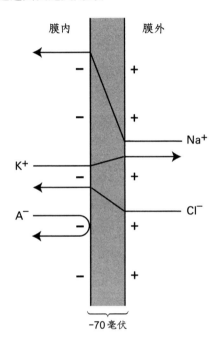

图2.2 关于神经细胞内外侧主要离子以及细胞膜对这些离子的相对通透性大小的简略示意图。K⁺ 和有机负离子（A⁻）是神经细胞内侧的主要离子；Na⁺ 和 Cl⁻ 是神经细胞外侧的主要离子。在静息状态下，细胞膜对 K⁺ 的通透性大于 Cl⁻ 和 Na⁺，并且对 A⁻ 几乎无通透性。这导致了细胞膜内外侧约 −70毫伏的静息电位。

　　细胞内外的离子浓度差，以及细胞膜对离子的不同通透性，导致了静息电位的形成，这可以通过一个只涉及 K⁺ 和 A⁻ 的简单模型来描述（图2.3）。就像在一个真实的细胞中那样，我们使

模型细胞内侧的 K⁺ 和 A⁻ 浓度高,而外侧浓度低(浓度高低通过
K⁺ 与 A⁻ 的标识大小来表示)。此外,我们使细胞膜对 K⁺ 有通透
性,而对 A⁻ 没有通透性。换句话说,细胞膜上的通道允许 K⁺ 通
过,而不允许 A⁻ 通过。此时会发生什么呢? K⁺ 与 A⁻ 都想保持
平衡;也就是说,从浓度高的地方(细胞内侧)向浓度低的地方
(细胞外侧)转移。K⁺ 可以通过细胞膜,而 A⁻ 不能。一部分 K⁺
离开细胞,并且每个 K⁺ 从细胞出去后会导致细胞内侧多了一个
负电荷、细胞外侧多了一个正电荷。因此,细胞膜内外的电位差

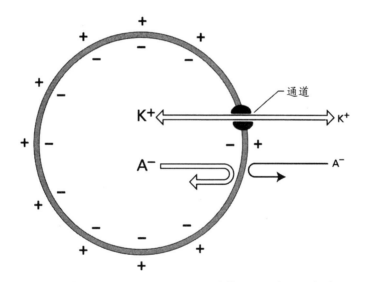

图2.3 关于静息电位形成过程的简要细胞模型。细胞内侧的 K⁺ 与 A⁻
的浓度高于细胞外侧。因此,两种离子都存在由内而外的渗透压。允
许 K⁺ 通过的通道是存在的,但并不存在可以让 A⁻ 通过的通道。在渗透
压的作用下,一部分 K⁺ 离开细胞,导致细胞内侧带负电荷,而细胞外侧
带正电荷。这一电荷的差异就是静息电位。

便形成了。与细胞外侧（有过量的正电荷）相比，细胞内侧电荷更显负性（有过量的负电荷）。

细胞膜内外两侧静息电位的形成比刚刚提到的简单模型稍微复杂一些，但是 K^+ 几乎是所有神经细胞中形成静息电位的主要离子，并且上述模型提到的规律也是准确的。如果神经细胞外侧的 K^+ 水平上升而导致内外之间的 K^+ 浓度差异减少，那么 K^+ 自内向外的渗透压就会减小。这种变化的结果是在细胞膜内外形成一个更小的静息电位，导致神经和肌肉细胞产生异常的电信号。这种情况出现于肾脏相关的疾病中，如本章一开始所讨论的：血液中 K^+ 水平升高，这意味着神经和肌肉细胞很难维持正常的静息电位以及产生恰当的电信号。心脏会格外容易受影响。除非血液中的 K^+ 水平降低——例如，使用人工肾脏（一种叫作透析的方法）进行治疗，但由于心脏细胞不再能够产生协调的电信号，最终还是会死亡。

神经信号

神经元可以产生两种类型的电信号：(1) **感受器和突触电位**；(2) **动作电位**。感受器和突触电位是相似的，它们都发生在感觉刺激或突触输入作用于神经元的过程中。这些电位可以进一步产生动作电位，动作电位将沿着轴突进行信息传递。图 2.4 展示了关于这些电位之间关系的理想图。感觉刺激在感受器细胞上产生电位，这些感受器电位可以产生沿轴突方向传导的动作电位。当动作

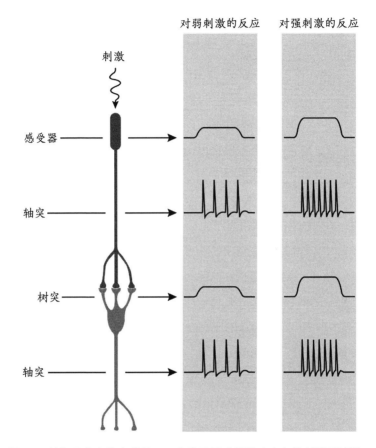

图2.4 神经元产生的电信号。一个作用于感受器（左）的刺激可以诱发一个感受器电位（右）。根据刺激的强度，感受器电位的幅度可以按等级划分（更大或者更小）。沿着感受器细胞的轴突产生的是短暂的动作电位，其幅度是不变的，但是频率会随着刺激的强度而改变。感受器与其相邻神经元之间的结构是突触（左），突触会在相邻神经元的树突上形成不同等级的突触电位（右）。信息通过动作电位在神经元的轴突上继续传递。

电位到达突触时，化学物质被释放，进而在下一个相邻的神经元上形成突触电位。接下来，在该相邻神经元的轴突上会形成动作电位并且把信息传递到下一个神经元。最终，反射弧上的神经元会作用于效应器细胞，例如肌肉细胞。至此，一个动作产生了。

感受器电位和突触电位有很多共同的特点，因而可以放在一起讨论。模型中的突触电位可以增强所接触细胞的活动。可以产生这类电位的突触被称为兴奋性突触。（抑制细胞活动的突触电位同样广泛存在于大脑中；这类突触电位产生于抑制性突触。）在兴奋性突触处，细胞膜（突触后膜）上会有特殊的通道连接化学物质释放的地方。当化学物质没有被释放出来时，突触后膜上的通道是关闭的。而当突触处于活动状态时，化学物质可以在两个细胞的间隙流动，并且与通道相互作用，使得通道开启并且只允许 Na^+ 通过细胞膜。因为 Na^+ 带一个正电荷，随着 Na^+ 的流入，突触后膜内侧会变得更加正性。感觉输入和突触输入给细胞带来的兴奋性信号是相似的。

输入越强，产生的信号就越大。也就是说，越多的离子进入细胞，细胞膜内外之间的电压改变越大（图2.4右）。因此，信号输入的强度通过电压改变的大小来编码，这是一种分级信号。兴奋性突触和感受器都可以发生10～50毫伏的细胞膜间的电压变化。

神经元产生的第二种电信号——动作电位——同样是 Na^+ 通过通道进入细胞膜所致。但是这些通道的开启并不是由于神经递质或者感觉刺激，而是由于细胞膜内外的电压变化（图2.5）。在膜静息电位时［当一个神经元的膜电位是膜内侧负70毫伏时（写

为 -70毫伏)〕，通道是关闭的；然而当膜内外侧电压变得更加正性（术语是去极化）时，通道便开启并允许 Na⁺ 通过。

当细胞膜内外电压变得更加正性时，更多的 Na⁺ 通道开启，允许更多的 Na⁺ 进入细胞（图2.5a）。当 Na⁺ 进入细胞膜时，细胞内侧变得还更正性，这使得更加多的 Na⁺ 通道开启，并且细胞膜那一位置的全部 Na⁺ 通道迅速打开。这是一种正反馈系统（或者叫再循环的系统），可以使膜电位在少于1毫秒（1/1000秒）内发生本质变化（大约100毫伏）。那些对膜电位敏感的通道开启后，

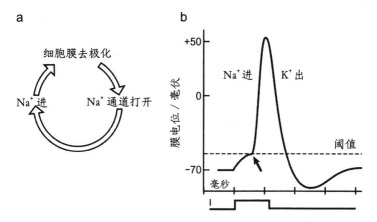

图2.5 （a）动作电位的产生。细胞膜的去极化导致 Na⁺ 通道开启，Na⁺ 进入轴突，于是导致更多的细胞膜去极化，更多的 Na⁺ 通道开启，更多的 Na⁺ 进入轴突。一个正反馈循环由此形成。（b）由电流脉冲（下面的部分）形成的轴突膜去极化可以打开足够多的 Na⁺ 通道并启动一个动作电位。在阈值时（虚线），Na⁺ 开始快速进入细胞，导致膜电位迅速去极化至大约 +50毫伏。大约1毫秒之后，Na⁺ 通道会自动关闭，并且随着 K⁺ 流进，膜电位会恢复到 -70毫伏。

并不会保持长时间开启。它们在之后大约1毫秒内会自动关闭，并且在接下来的大约2毫秒内，膜电位会恢复到静息水平，这是由于 K^+ 通过对电压敏感的通道离开细胞，并且这些通道开启的时间晚于对电压敏感的 Na^+ 通道，可以允许 K^+ 快速离开细胞。

动作电位通常产生于神经元的轴突处，并且它是一个全有或全无的电活动。动作电位的产生需要膜电位发生大约15毫伏的变化，但是一旦达到这个阈值（见图2.5b的箭头），每一个形成的动作电位的值是大小相等的。在神经细胞里，能够产生动作电位的膜电位变化是由突触电位和感受器电位所提供的，因此被称为启动电位。

如果所有的动作电位都是大小相同的值，那么它们如何编码刺激的强度呢？不是通过反应的大小，而是通过频率。施加给神经元的刺激越强，单位时间内产生的动作电位就越多。在单位时间内，一个弱刺激只能产生少量动作电位，而一个强刺激可以产生更多的动作电位。图2.6展示了神经系统中感受器 - 突触电位与动作电位之间的关系。在感受器和突触里面，电位是等级性的，它们的大小是依据刺激的强度来分等级的。沿轴突方向的动作电位的频率编码刺激的强度。因此，在感受器和突触上，信息的编码是通过一个幅值调节（amplitude modulation，AM）系统；而轴突编码信息则是通过一个频率调节（frequency modulation，FM）系统。广播信号通常也是通过这两种方式来编码信息的——特定的广播频道发送 AM 信号，其他则发送 FM 信号。大多数收音机只要轻轻地调拨就能收到任一类型的信号。

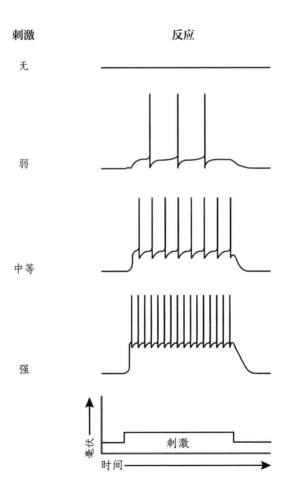

图 2.6 感受器－突触电位与动作电位之间的关系。感受器－突触电位的幅值越大,产生的动作电位的频率越高。弱刺激产生小的感受器－突触电位,相应地产生的动作电位更少。强刺激产生大的感受器－突触电位和更多的动作电位。

沿轴突传递

　　为什么轴突能够产生动作电位呢？或者说，为什么神经元能够产生两种类型的电位呢？答案非常简单。动作电位可以自我传递，而感受器电位和突触电位不能。这意味着动作电位一旦产生，它便会沿着轴突移动并且不改变幅值的大小。即使轴突长达几十厘米，从轴突的始端至末端，幅值的大小也始终保持不变。因此，轴突电位非常适合进行长距离的信息传递，在神经系统里，这一距离大于 1～2 毫米。然而，随着距离信号产生位置越来越远，感受器电位和突触电位会越来越小。

　　为什么动作电位能够沿着轴突进行自我传递呢？这是动作电位的产生方式所导致的——当细胞膜的一小部分发生大约 15 毫伏的电压变化时，动作电位就产生了。但是，一旦动作电位启动，它就会因为越来越多的 Na^+ 通道开启而迅速达到最大值。Na^+ 会很快通过通道，使得轴突的内侧更加正性。Na^+ 一旦进入，就会沿着轴突前进，导致下一部分膜内侧的电荷更加正性（图2.7）。这之后，那一小部分膜的 Na^+ 通道会开始打开，导致进一步的电压改变，并且会迅速达到阈值。因此，一旦轴突上启动了一个放电信号，动作电位就会沿着整个轴突的长度传递下去。

　　一个有趣的问题是：为什么放电信号能够仅仅沿着轴突的一个方向传递？原因是一旦小部分细胞膜产生了动作电位，它在几微秒之内就不能再兴奋起来了。换句话说，短时间内通道不会随

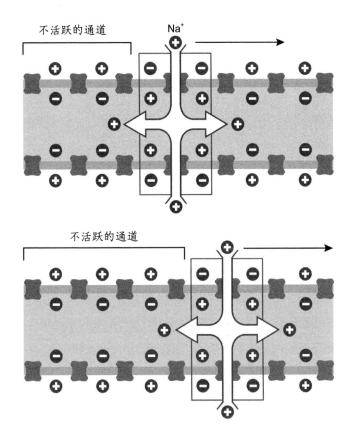

图2.7　动作电位沿轴突传递。当一个动作电位产生时（上图的方框区域），带正电的 Na^+ 流进轴突。这会导致正电荷沿轴突方向移动，使得轴突内侧更加正性，进而导致轴突膜相邻位置的 Na^+ 通道开启，最终产生下一个动作电位（下图的方框区域）。动作电位只沿着一个方向移动（向右），这是因为之前激活的通道（左边）在短时间内是不活跃的——它们不会由于膜电位的改变而开启。

着电压改变而开启。动作电位会有足够长的时间沿着轴突走远，以至不能显著地影响并再次激活那部分刚走过的细胞膜。

在像人类这样的动物身上，动作电位沿着轴突传递的速率是 160 ～ 320 千米 / 小时。在无脊椎动物（没有脊柱的动物）身上，动作电位传递的速度更慢，只有 48 ～ 64 千米 / 小时。神经胶质细胞通过在轴突周围形成一种绝缘层——髓鞘——以使得动作电位能够以高速率沿着脊椎动物的轴突传递（图 2.8）。这是通过在轴突周围缠绕很多层膜而形成的。髓鞘膜上面几乎没有蛋白质，因此也没有通道。因此，离子不能轻易地通过髓鞘。它的作用就是一种很好的绝缘体。髓鞘不仅能够加快动作电位的传导速度，还能使动作电位的传导效率更高。这是通过限制新的动作电位沿着轴突上髓鞘之间的间隙产生于特定位置（节点）来实现的。因此，形成的动作电位从一个节点跳至另一个节点，只要节点不相距太远，就会进行下去。它的优势是：在脊椎动物神经元里传递动作电位所需的能量比无脊椎动物（没有髓鞘）少，并且动作电位沿着脊椎动物的轴突传递的速度更快。

如果髓鞘被损坏或者不健全，沿轴突的信息传导就会受损，这种情况发生在多发性硬化症（multiple sclerosis，MS）和其他脱髓鞘病变中。多发性硬化症是年轻成人中最常见的中枢神经系统疾病之一，发病率大约是 1‰。它的发病年龄主要是 25—40 岁，发病个体中有 2/3 是女性。早期症状包括视力模糊、走路不协调、麻木感和疲劳感。在后期，病人可能会出现言语含糊、颤抖、记忆丧失以及重度麻痹的症状。

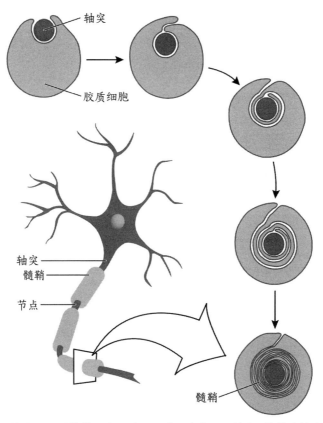

图2.8　轴突周围髓鞘的形成。神经胶质细胞先吞没轴突，接着在轴突周围缠绕很多层膜。这些膜层之间的细胞质会被挤压出去，留下被高度压实的髓鞘外壳。轴突上的髓鞘并非连续的，而是会被一些间隙或节点打断，如左下方图片所示。

　　多发性硬化症的病因还未探明，但是它被认为是一种自身免疫性疾病。由于某些未知的原因，那些患病个体的免疫系统会形成对抗髓鞘的抗体，导致髓鞘分解。同时，这种疾病是会反复的——病人通常会在病情缓解与复发中循环，持续好几年。

多发性硬化症为什么会导致神经症状呢？当髓鞘缺失时，动作电位的传导首先会变慢，最终会完全停滞。在本质上，髓鞘的缺失跟节点之间的距离增加有一样的效果，都会影响动作电位的形成。如果缺失的髓鞘足够多，动作电位便不再能够在节点之间的间隙处跳跃。如果沿轴突的动作电位传导太慢甚至部分停滞，将会对神经活动或行为造成毁灭性影响。

突 触

到目前为止，我们一直在讨论兴奋性突触。在这类突触上的大多数通道是允许 Na^+ 流进细胞的，这导致细胞内侧更加呈正性并且使细胞膜达到动作电位的阈值。因此，这些突触被称作兴奋性突触，它们能使细胞产生动作电位。

但是，正如前面提到的，抑制性突触也存在。这些突触使得神经元更不容易产生动作电位。它们是怎么发挥作用的呢？跟兴奋性突触相似，在抑制性突触上，另外一种离子可以通过细胞膜。抑制性突触的通道通常允许 Cl^- 进入细胞。因为 Cl^- 带负电，当抑制性突触激活时，细胞内侧会变得更加呈负性。这会导致膜电位与动作电位的阈值差别更大。因此抑制性突触可以减慢或者阻止动作电位的产生。

神经元产生动作电位的速率取决于兴奋性突触和抑制性突触对细胞的相互作用，如图2.9所示。在图2.9a 中，兴奋性突触

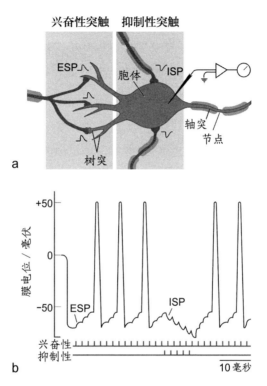

图2.9 突触输入如何使神经元兴奋或者抑制。(a) 兴奋性突触常见于树突,而抑制性突触则位于胞体。每一个活跃的突触会在树突上产生一个小的正性的兴奋性突触电位(excitatory synaptic potential,ESP)或者在胞体上产生一个小的负性的抑制性突触电位(inhibitory synaptic potential,ISP)。(b) 记录胞体的静息电位、突触电位和动作电位。细胞的静息电位大约是 −70毫伏。兴奋性输入诱发兴奋性突触电位(ESPs),这些加起来可以使细胞膜电位更加正性。这导致了动作电位的产生。启动抑制性输入会诱导出抑制性突触电位(ISPs),它们会导致膜电位更加负性。当这种情况出现时,神经元会停止放电。一旦停止抑制性输入,细胞膜会变得更加正性并且再次产生动作电位。

作用于细胞的树突，而抑制性突触作用于胞体。动作电位最初是通过与轴突相邻的细胞膜产生的。包裹在轴突外面的是髓鞘，它可以被节点打断，而这些节点可以产生沿轴突方向传导的动作电位。

图2.9b 是对膜电位的记录，它可以通过在细胞内放一根细胞记录探针测量在一段时间内记录到的电位变化。当电极进入细胞时，大约 -70毫伏的静息电位会被记录下来。当对神经元施加一个兴奋性输入时（沿着横坐标记为"兴奋性"的短针所示），树突上面可以诱导出一个小的兴奋性突触电位。伴随着重复性的兴奋性刺激，这些兴奋性突触电位汇集起来，使得细胞内侧带正电，并且膜电位达到了动作电位产生的阈值。

只要持续进行兴奋性输入，细胞就会产生一个接一个的动作电位。但是，如果启动了抑制性输入，膜电位就会变得更加负性（抑制性突触电位）。膜电位会下降至低于动作电位产生的阈值水平，并且细胞会停止放电。一旦抑制性输入停止，兴奋性输入就会驱使膜电位再次回到动作电位的阈值，并且只要持续进行兴奋性输入，细胞就会产生动作电位。因此，神经元内信号放电的速率反映了施加给神经元的兴奋性输入和抑制性输入之间的平衡。沿轴突的信息传递也反映了这种平衡。

突触机制

突触的关键结构是突触小泡，它可以储存即将释放的化学物质。这些在兴奋性或抑制性突触里的化学物质被称为神经递质。当突触处于激活状态时，囊泡会跟细胞膜融合并释放储存的神经递质。这一过程是怎么发生的呢？

当动作电位沿着轴突移动并到达突触末梢时，突触末梢的内侧会因为 Na^+ 通过 Na^+ 通道流进细胞膜而变得更加正性。在突触末梢，应对这一电压变化的是膜上的其他通道。这些通道开启并允许一种带两个额外正电荷的离子——钙离子（Ca^{2+}）——进入细胞。Ca^{2+} 可以促进突触小泡与细胞膜的对接，这会导致突触小泡与细胞膜融合并且突触小泡向膜外侧开启。接着神经递质就被释放并流动至突触后膜的通道，于是通道得以打开。

图2.10展示了突触传递的其他两个重要的特点。首先，在突触小泡与突触前膜结合并释放了神经递质之后，突触小泡会合并到突触末梢的细胞膜上。但是，在远离突触末梢活跃区域（神经递质释放的地方）的位置，新的囊泡会由未形成囊的膜构成。因此，囊泡在突触末梢是循环使用的。

在图2.10中，关于突触传递的另一个重要方面就是神经递质的分解或者再摄取。一旦神经递质从囊泡中释放，就很有必要快速地除去它以使得新释放的神经递质发挥作用。去除它有两种方式。一些神经递质经过酶降解成失去活性的物质。可是大多数神

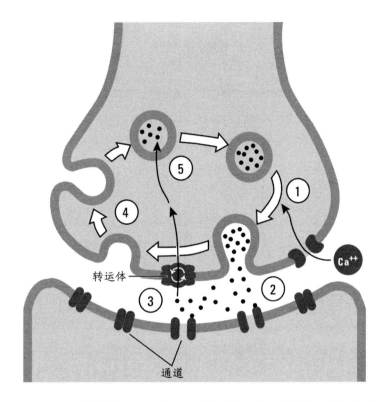

图2.10 突触传递的过程。当由于动作电位到达突触末梢而使得末端的细胞膜内侧变得更加正性时，突触就处于激活状态。这会导致对电压敏感的 Ca^{2+} 通道开启，允许 Ca^{2+} 进入突触末梢（1）。Ca^{2+} 加强突触小泡与细胞膜的融合。囊泡释放它们储存的神经递质，这些神经递质会跟突触后膜融合并且激活那里的通道（2）。神经递质或者被酶（没有展示）降解，或者被转运体运回突触末梢（3）而实现循环使用。在与细胞膜融合之后，突触小泡并入细胞膜（4）。新的突触小泡由突触末梢的未形成囊的膜构成。新产生的突触小泡里充满神经递质（5），突触信息传递的过程即将再次开始。

经递质会迅速地被一种叫作转运体的膜蛋白运回至突触末梢。这些转运体将神经递质运回突触末梢后，神经递质会在那里被重新打包进入新形成的囊泡。在神经学家看来，转运体是非常有意思的，因为一些强效药物，如可卡因和百忧解，能够抑制转运体的功能。对转运体的抑制可以允许神经递质在突触间隙停留更长时间。在本质上，这就像增加了突触中神经递质的数量，并且目前有大量的证据表明，突触中刺激神经的物质浓度的改变可以带来一些特定的心理变化。

突触的脆弱性

突触容易被阻塞，许多影响神经系统的药物和毒物会损害突触传递和接收信号的某些能力。实际上，药物几乎会影响突触传递的每个方面。例如，肉毒梭菌能够导致肉毒中毒，这种致命细菌产生的毒素能通过阻止突触末梢神经递质的释放而强有力地阻碍突触传递。这一毒素之所以能这样，是由于它打断了突触小泡与突触末梢细胞膜的结合过程。突触小泡和细胞膜上的蛋白质都与突触小泡和细胞膜之间的附着和融合并最终在突触处释放神经递质有关。肉毒梭菌的毒素就是通过破坏至少一个附着蛋白来发挥作用的。因此，囊泡不能与细胞膜结合并将神经递质释放出去。

肉毒梭菌常见于土壤、水果和蔬菜中。它是一种厌氧菌——可以在低氧气浓度的环境下生存和繁殖。如果在水果和蔬菜装罐的过程中没有加热到足以将肉毒梭菌杀死，然后这些罐头水果和蔬菜被人食用了，就会导致严重的问题。如果罐头或者果酱的低氧环境中存有任何细菌，它们会繁殖并且产生大量的毒素。食用这些污染的罐头水果会阻碍全部神经系统的突触传递，进而导致死亡。例如，人体会因为中毒过深而无法呼吸。早期食用罐头食品时，肉毒毒素中毒是非常严重的问题；即使在今天，此类中毒事件也会偶尔发生。肉毒毒素的产生相当容易并且毒性非常强。我们担心它可能会被当作生物战剂。据估计，只要90千克的肉毒毒素就能杀死40 000人。破伤风毒素与肉毒毒素有关，并且同样是通过阻止神经递质在突触的释放而起作用的。

通过阻止神经递质与突触后膜通道的相互作用也可以阻塞突触传递。比如，箭毒就是可以产生这种效果的物质。它是一种麻醉剂，能阻挡肌肉神经节点的神经与肌肉之间的突触传递，迅速造成麻痹和死亡。这种纯自然的物质常见于特定的攀藤。南美洲的印第安人发现了它，并把它涂抹到箭头和矛尖上。另外一种通过阻止神经递质与突触后膜通道的相互作用来阻塞肌肉神经节点的物质是 α-银环蛇毒，它是眼镜蛇毒液中的一种致命成分。α-银环蛇毒紧紧地与通道结合，实质上就是破坏了这些通道。一旦 α-银环蛇毒接近通道，神经递质将无法再与通道接触或激活通道。和箭毒一样，α-银环蛇毒也能导致肌肉麻痹以及死亡。

有些物质能够阻止已释放的神经递质的分解或者阻止神经递质被突触末梢重吸收。例如，一些特定的有机磷酸盐能够阻止已释放的神经递质分解。它是大多数杀虫剂的主要成分，也是神经毒气（例如沙林）的主要成分。在1995年的日本东京地铁恐怖袭击中，12人被沙林毒气毒死。极小量的物质就能通过阻止酶对神经肌肉接头的神经递质的分解而迅速导致麻痹。过量的神经递质聚集在突触，突触再也不能正常地发挥功能。另外一种药物可以通过相同的方式阻碍神经递质的分解，这就是毒扁豆碱。它是非洲毒扁豆的衍生物。在非洲的一些地区，毒扁豆碱被当作一种审讯药物来使用。传说，被冤枉的人会快速喝下这种药物，而由于毒扁豆碱也能催吐，因而这个人会吐出大量毒素并存活下来。而有罪的人则会喝得更慢，因而吸收了更多的毒素并死去。

有一些物质会阻碍或抑制神经递质的再摄取。前面提到的神经活性药物，如可卡因和百忧解，就是通过抑制转运体再摄取神经递质而起作用的。如果再摄取完全被阻塞，突触传递会由于突触间隙充满神经递质而迅速地全部停止，从而导致可怕的后果。神经活性药物，如可卡因和百忧解，只是对再摄取过程起部分抑制作用——它们仅仅提高了突触间隙的神经递质水平。此外，它们只影响释放在突触上的特定物质的再摄取。

突触疾病：重症肌无力

重症肌无力是一种神经与肌肉之间的突触疾病。它的早期症状是肌肉无力和疲劳感。另一个早期症状是由于眼睛肌肉无力而引起的复视（双重视觉），伴有眼睑下垂。在后期阶段，患者可能会卧床不起甚至死亡。幸运的是，重症肌无力是一种相对罕见的疾病。在美国大约有25 000人患此病。该疾病的诊断、治疗以及分析需要我们细致地了解发生在神经肌肉接头处的突触传递的过程以及药物阻塞该突触传递的过程。

许多年前，一位重症肌无力的患者服用了小剂量的箭毒。重症肌无力的患者服用该药物后产生的肌肉无力和疲劳感远远超出服用相同剂量箭毒的正常人。这些发现初步可以证明：重症肌无力是神经和肌肉间突触的一种疾病。重症肌无力患者对药物（如箭毒）的过度敏感已经被用于疾病的诊断。另外，像毒扁豆碱这种可以阻止神经肌肉接头的神经递质分解的药物可以用于治疗患者的疾病。他们的症状可以得到缓解。事实上，毒扁豆碱以及和毒扁豆碱类似的药物是重症肌无力的主要治疗手段。

为什么箭毒会加剧重症肌无力的症状而毒扁豆碱能减轻症状呢？ 20世纪60年代中期的实验结果表明，重症肌无力患者在肌肉突触的突触后膜上的兴奋性通道少于正常人。箭毒会打断神经递质与通道之间的相互作用。它通过减少通道的激活数量来加剧患者的这种缺陷。相反，毒扁豆碱会阻碍神经递质的分解，使得神经递质可以在突触发挥更长时间的作用。因此，当存在毒扁豆碱时，通道被激活的时间比在正常情况下更长。肌肉越兴奋，相当于突触后膜上有越多的通道。

最后，为什么重症肌无力患者的神经递质激活通道更少呢？现在有很好的证据表明重症肌无力（如多发性硬化）是一种自身免疫性疾病。重症肌无力患者会产生与肌肉突触后膜上的通道相对抗的抗体。我们不清楚为什么会这样，但是我们了解到这些抗体会紧紧地与通道结合，导致通道被破坏。这种做法非常像 α-银环蛇毒。通常，神经递质激活的通道是由肌肉（和神经）细胞不断合成的，新合成的通道会代替衰老的通道以及由于某些原因被破坏的通道。事实上，神经肌肉接头的神经递质所激活的通道大约 1 周就会被完全更新。对于重症肌无力患者来说，抗体阻止通道激活的速度等于或者快于通道更新形成的速度，因此这类患者的神经肌肉接头能够起作用的通道数量更少。

　　了解重症肌无力的病因可以启发我们找到治疗的方法。如果血液中的抗体水平能下降，突触后膜上能够起作用的通道数量应该会增多。减少患者血液中的抗体是有可能的，可以通过人工肾脏（透析）来治疗。重症肌无力患者的病情也因此而有了很大的改善。不幸的是，这种治疗效果是短暂的。在透析之后的几天时间里，抗体的水平又会增加。目前没有永久降低抗体水平的方法，但是如果当前研究领域能够取得成功，重症肌无力患者以及类似的自身免疫性疾病患者就可能被完全治愈。

第 三 章

神经调节、药物与大脑

苔丝是家中10个孩子中的老大，她的父亲是一个酒鬼，母亲也整天浑浑噩噩。在童年时期，苔丝遭到身体和性方面的双重虐待。12岁那年，苔丝的父亲去世了，母亲则患上了抑郁症并再也未能康复。苔丝以常人难以想象的坚忍毅力接管并照料着整个家庭。

17岁时，苔丝嫁给了一个年长的男人，那在一定程度上是为了给她的弟弟妹妹们提供基本的生活保障。之后，她的丈夫开始酗酒，并在醉酒后使用暴力。这场婚姻变得不再幸福，等苔丝的弟弟妹妹们长大后便破裂了。

与此同时，苔丝以自己善于激励他人的特长踏进自己的职业生涯，成了一个颇具名声的管理专家，有能力帮陷入困境的公司扭转颓势。她成了一家大公司的高管。

然而，苔丝的个人生活并不快乐，她陷入了和有虐待倾向的已婚男人发展不正当关系的怪圈中。当这些关系终结时，她非常沮丧。最近的一段私情持续了几个月，她现在变得更加缺乏激情和不快乐。

初次见面时，苔丝让我感到惊艳，她非常有魅力，和她相处很愉快。然而，她有着抑郁症的所有征兆和症状：哭泣、悲伤、丧失希望、无法取乐、失眠、食欲不振和带有负罪感地反刍。

在服用百忧解2周后，苔丝不再感到疲惫。在过往的日子里，苔丝甚至可以说从未感受过充满精力和希望的生活是什么样子的。她大多时候都处在抑郁状态，以至对不抑郁的生活状态感到惊讶。苔丝看起来和以前不同了，她变得更加放松、精力更加充沛。她更频繁、更开心地露出笑容，甚至会和别人开玩笑了。这种新的风采给苔丝带来了崭新的社交生活。

——摘选自 Peter D. Kramer 的《神奇百忧解》（*Listening to Prozac*，New York，NY：Penguin，1997）

通过突触，神经元不仅可以被激活或抑制，也可以被以各种方式修饰或调节。这第二种的突触活动被称为神经调节。我在前文已经阐述了突触与神经元激活或抑制的关系。现在，我将详细介绍突触活动如何调节神经元。为什么这些神经调节过程很重要呢？因为，研究人员认为，大脑中发生的长期变化及以此为基础的记忆、学习等现象，都是由神经调节引发的。除此之外，许多可以改变精神状态的化学物质（如 LSD 和安非他明）以及导致精神紊乱的疾病（如精神分裂症）都可能与神经调节性突触传递的改变有关。正如苔丝的故事中叙述的那样，像百忧解这样可改变大脑中神经调节物质水平的药物能够让人从例如重度抑郁症之类的严重精神紊乱中恢复过来。

我们知道，大脑中的大多数突触间的信息传递是通过化学物质完成的。一个神经元释放一种物质，传递到邻近的神经元并使该神经元发生相应的变化。还有一些是电突触。在电突触中，相邻的两个神经元的胞体紧密地贴合在一起，蛋白质通道在这些细胞间架起一座桥梁。这些通道使离子能够直接从一个细胞流向另一个细胞。当离子在细胞间流动时，其中一个细胞膜电压的变化会导致相连接的细胞膜电压的快速变化。这种传播速度非常快，并且通常可以向各个方向传播。因此，电突触能够使神经元之间的活动同步发生，或者使神经元之间发生相互作用。

但是，电突触并不能放大信号——只有化学突触才可以。此外，电突触无法改变信号极性，例如，从一个细胞的兴奋到相邻细胞的抑制，或者相反。电突触的效能可以通过神经调节来改变，但是化学突触使得神经元之间有丰富的互动，因而在大脑中占主导地位。

神经递质和神经调质

大脑的化学突触可以释放多达50种物质。通常，一个突触只释放一种或两种物质，并且一般来说，一个神经元构成的所有突触都只释放相同的一两种物质。因此，神经元的多样性和专一性与它们突触所释放的物质有关。

依据突触释放的物质对突触后细胞的作用方式，可以简单地将这些物质分为两类：神经递质和神经调质。神经递质是直接与突触后膜通道相互作用的物质；它们介导快速兴奋性或抑制性突触活动。当一种神经递质激活这些通道时，通道就会打开，允许某些离子穿过细胞膜。正如第二章所说，当带正电荷的离子（如 Na^+）穿过细胞膜时，细胞内电压上升，神经元更有可能产生动作电位——它被激活了。相反，如果带负电荷的离子（如 Cl^-）穿过细胞膜，细胞内部的电压下降，细胞产生动作电位的可能性就会降低——被抑制了。这些兴奋和抑制的交互非常快。一旦突触被激活，突触后细胞的电压变化只需要不到0.5毫秒就能完成。另外，突触后细胞的电压变化只持续了很短的时间——10～100毫秒，或不超过100毫秒。

神经调质对神经元的作用与神经递质是非常不同的。当突触释放了神经调质，神经调质扩散到突触后膜，在那里，它们会与被称作受体的膜蛋白相互作用，这些受体与细胞内酶系统有关。激活这些受体并不会直接打开细胞膜上的通道。神经调质的作用是由突触后神经元的生物化学变化介导的。在典型的情况下，细胞内的酶被激活并合成第二信使小分子（第一信使是神经调质）。神经元许多方面的功能都可以因此改变——从膜中通道蛋白的性能到细胞核中基因的表达。在此种情况下，由于神经调节，神经元可以发生重大的生理和结构变化。

神经调节往往起效较慢，通常需要几秒，之后效果可以持续很长一段时间——几分钟、几小时、几天，甚至更长。在第十一章中我们将会了解到，越来越多的证据表明，记忆和学习等现象的基础——大脑的长期变化——是由神经调质性突触相互作用所产生的。

突触释放的某些物质只起神经递质作用；其他物质只起神经调质作用。而大多数突触释放的物质可以同时起这两种作用：某些突触与突触后膜通道相互作用，而其他突触会和与细胞内酶系统相关的膜受体相互作用。乙酰胆碱就是一个典型的例子。它是脊椎动物神经和肌肉之间在所有突触中使用的神经递质（神经肌肉接头），但它也能激活大脑中与生化系统相连的神经调节膜受体。这两种作用可以通过药理学手段加以区分；某些药物会在保留一种作用的同时阻断另一种作用，或者相反。例如，箭毒可以阻断乙酰胆碱在神经肌肉接头的作用，但不阻断乙酰胆碱对膜受体的神经调节作用；而阿托品可以阻断乙酰胆碱对神经调节膜受体的作用，但对神经肌肉连接无影响。有些药物可以特异性地激活乙酰胆碱的某一种作用。尼古丁激活乙酰胆碱的专用膜通道，而麝香碱激活与酶系统有关的乙酰胆碱受体。这两种效应通常被称为乙酰胆碱的烟碱和毒蕈碱作用。

图3.1显示了神经调节系统是如何工作的。以腺苷酸环化酶为例进行说明，腺苷酸环化酶是合成第二信使分子环磷酸腺苷（cyclic adenosine monophosphate，cAMP）的酶。一个神经调质（第一信使）从突触前末端的囊泡中释放出来，与突触后膜上的受体相互作用，从而激活它们。然后，被激活的受体与一种叫作G-蛋白的中间蛋白相互作用，而G-蛋白又反过来与腺苷酸环化酶相互作用并激活它。

事实上，所有已知的与细胞内酶系统相关的膜受体都首先与G-蛋白相互作用，这些膜受体包括感光细胞中的感光分子、嗅觉

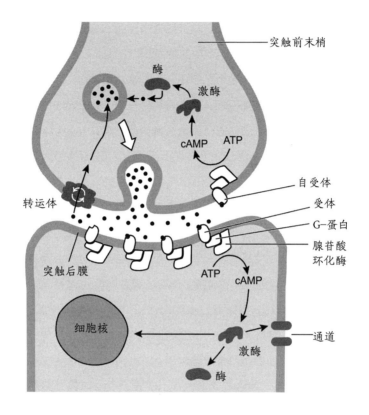

图3.1　神经调节突触传递。突触前末梢的激活、囊泡与末端膜的结合、突触小泡释放神经活性物质、转运体将释放物质再摄取回末端的过程与图2.10所示的突触传递方式相同。然而，在神经调节突触，释放的物质与突触后膜上 G-蛋白相关的蛋白受体结合。在这个例子中，G-蛋白激活腺苷酸环化酶，然后将三磷酸腺苷（ATP）转化为环磷酸腺苷（cAMP）。cAMP 反过来激活一种激酶，这种激酶可以作用于细胞膜上的通道、细胞质中的酶或细胞核中调节基因表达的蛋白质。此外，突触前末梢的自受体也可能被激活。如图所示，cAMP 级联反应导致了一种酶的激活，这种酶参与合成末梢突触囊泡释放的神经活性物质。

细胞中的嗅觉敏感蛋白以及神经元上的神经调节受体。已知许多 G-蛋白可以激活（或抑制）多种细胞内酶。在图 3.1 所示的系统中，被激活的腺苷酸环化酶将促进细胞中普遍存在、负责储存和提供能量的三磷酸腺苷（adenosine triphosphate，ATP）分子转化为一种称为环磷酸腺苷（cAMP）的更小的分子。cAMP 通过激活另一种被称为激酶的酶来发挥作用，这种酶通常是蛋白质，它将磷酸基添加到细胞成分中。这个过程为磷酸化，是最常见的细胞激活或抑制生化反应或改变蛋白质性质的方式。

　　cAMP 激活的激酶被称为蛋白激酶 A（protein kinase A，PKA）。它可以影响细胞的多个层面，包括细胞核、细胞质和细胞膜。在细胞核中，基因表达可以被启动或抑制；在细胞质中，酶可以被激活或抑制，包括那些参与蛋白质合成的酶；在细胞膜上，离子通道和其他膜蛋白可以被改变。例如，通道的磷酸化可以改变其对神经递质的敏感性，即此通道被神经递质激活后能保持多久，或者甚至改变它的离子特异性，即它允许哪些离子进入或离开细胞。

　　神经调节的另一个有趣的特征是，突触释放的物质可以反过来影响突触末端释放该物质的过程；因此，突触末端可以有能接收其释放的神经调质的受体，称为自受体。在图 3.1 的例子中，自受体与 cAMP 级联有关。例如，活化的激酶可以磷酸化一种末端释放的合成该物质的酶。在这样的机制下，神经调质就可以调控产生物质的多少；也就是说，末端可以通过反馈机制调节自己的性能。

尽管已经发现了一些二级信使级联,但整个系统可能远未被充分认识。cAMP 是科学家研究得最广泛、最著名的第二信使。其他第二信使会激活其他激酶,而激酶对于它们能磷酸化的分子有非常高的特异性。一个突触上的神经调质可以通过一个受体而不是几个 G-蛋白激活多个第二信使通路。因此,一个单一神经调节信号输入,便可以改变细胞内的多种过程。任何神经元都可能接收许多这样的输入,因此神经元调节模式的种类非常多。

突触神经传递和神经调节之间的区别有时是比较模糊的。由神经递质激活的细胞膜上的一些离子通道可以允许 Ca^{2+} 离子进入神经元,增多的 Ca^{2+} 可以作为第二信使发挥作用。其工作原理是 Ca^{2+} 与细胞内的一种蛋白质(称为钙调蛋白)结合,Ca^{2+}-钙调蛋白复合物与特定的激酶相互作用,这种激酶称为**钙调蛋白激酶**,这些激酶的作用类似于其他由第二信使激活的激酶,即使细胞成分磷酸化,从而激活或抑制生化机制。与记忆和学习有关的脊椎动物神经元的长期变化似乎是由此种机制调节的(详见第二章)。

突触物质的分类

尽管人类大脑突触可以释放多达 50 种物质,但它们均属于四种化学分类之一。其中两类主要为神经递质(乙酰胆碱和氨基酸),另外两类主要为神经调质(单胺和神经肽)。我将从神经递质开始说起。

乙酰胆碱是该类中唯一天然存在的物质,但其他化学物质具有类似乙酰胆碱的作用，它们会激活乙酰胆碱通道或受体。乙酰胆碱通常是一种兴奋性神经递质，但可以通过神经调节而发挥抑制性作用。事实上，早在20世纪20年代初，乙酰胆碱就由德国神经化学家奥托·洛伊（Otto Loewi）发现，并认为其与心率减慢有关。当调控心脏的迷走神经活跃时，乙酰胆碱便会在心脏周围释放；乙酰胆碱会和与G-蛋白连接的心脏细胞上的受体相互作用。G-蛋白能够抑制腺苷酸环化酶，从而抑制cAMP的合成。cAMP水平下降会减缓心脏细胞的细胞膜上某些通道的磷酸化，从而减慢心跳（见图12.5）。洛伊刺激动物的迷走神经，并收集其心脏周围的液体。他证明了这种液体可以减慢另一种动物的心跳，即使该动物的迷走神经没有受到刺激。人们后来才发现，迷走神经释放的物质正是乙酰胆碱。

类似于乙酰胆碱，突触释放的氨基酸的主要作用为神经递质，尽管它们有些可以和与第二信使级联相关的膜受体相互作用。谷氨酸是大脑中主要的兴奋性神经递质；另外两种氨基酸——甘氨酸和γ-氨基丁酸（γ-aminobutyric acid，GABA）——则是大脑中主要的抑制性神经递质。

如图3.2所示，谷氨酸、GABA和甘氨酸在结构上密切相关。当一个碳原子和两个氧原子被移除时，谷氨酸分子就变成了GABA。没有—CH_2—CH_2—COOH尾巴的分子就是甘氨酸。

谷氨酸激活两种通道：一种允许Na^+进入细胞，从而激活该细胞；另一个通道同时允许Na^+和Ca^{2+}进入细胞，刺激神经元，也激活钙调素和钙调蛋白激酶。因此，当一个神经元拥有这个通

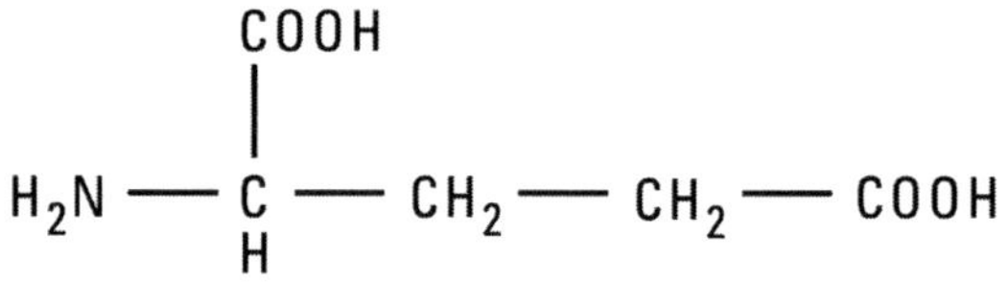

谷氨酸

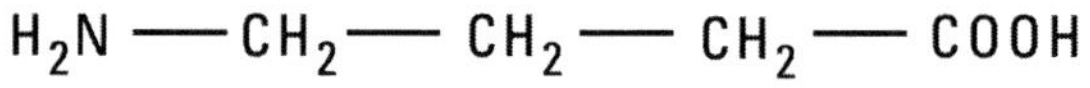

GABA

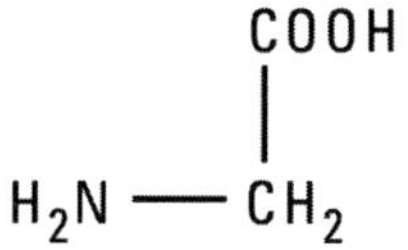

甘氨酸

图3.2 大脑中最常见的三种氨基酸神经递质的分子结构。谷氨酸是一种兴奋性神经递质，其结构与抑制性神经递质 GABA 非常相似。

道时，它可以在同一个突触被激活和调控。如前所述，有证据表明，这个通道在储存记忆方面发挥着重要作用。当我们经历某件事时，神经元不仅会兴奋，而且必须以某种方式被调节以形成记忆。研究者们并不完全清楚这是如何发生的，但是在这些谷氨酸突触处激活的神经调节通路似乎是神经元长期变化的基础（详见第十一章）。

GABA 和甘氨酸主要激活可以使 Cl^- 流入神经元的通道。这将对神经元产生抑制作用。GABA 激活的 Cl^- 通道非常有趣，因为其性能可以被三种药物特异性地改变：巴比妥类药物、苯二氮草类药物和酒精。巴比妥类药物和苯二氮䓬类药物用于治疗焦虑，低浓度的酒精也可以缓解焦虑，促进放松。

苯二氮䓬类药物在20世纪60年代引入，到20世纪80年代初，已经有大量的人使用。且苯二氮䓬类药物的种类很多，最著名的为安定。20世纪80年代早期，在英国约有20%的女性和10%的男性于一年中服用过一次或多次苯二氮䓬类药物。

巴比妥类药物、苯二氮䓬类药物和酒精均能增强GABA激活Cl^-通道的作用。当这些药物存在时，通道将允许更多的Cl^-穿过细胞膜；因此，突触后神经元会受到更强的抑制。这些增强的抑制作用是如何缓解焦虑的尚不清楚。已知的是，巴比妥酸盐和苯二氮䓬类药物在GABA通道的特定位置相互作用，而该位置与GABA和通道蛋白相互作用的位置不同。膜通道或受体上存在药物特异性位点的事实表明，存在一种内源性脑内物质与该位点相互作用，但到目前为止，还没有发现任何内源性苯二氮䓬类或巴比妥类物质。

单胺类物质（有两类——儿茶酚胺和吲哚胺）几乎只以神经调质的方式发挥作用。儿茶酚胺是一种酪氨酸；三种儿茶酚胺——多巴胺、去甲肾上腺素和肾上腺素——在大脑中的功能非常重要；吲哚胺是一种色氨酸，5-羟色胺是一种吲哚胺，是大脑中释放的一种非常关键的物质。图3.3展示了多巴胺和5-羟色胺的结构以及它们来自的氨基酸。

单胺类物质对于调节大脑的情感和唤醒状态非常重要。使用一种或多种单胺物质改变突触传递的药物能够显著改变一个

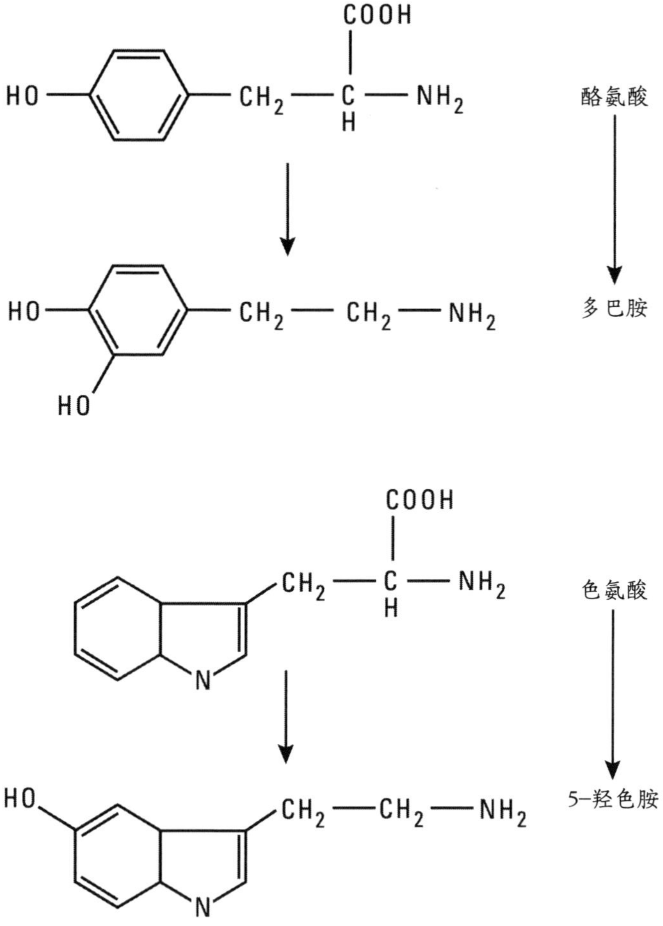

图3.3 多巴胺（上）和5-羟色胺（下），两种神经调质分别源于酪氨酸和色氨酸。

人的心情或者其他精神状态。致幻剂 LSD 是一个特别好的例子，它能干扰5-羟色胺激活的膜受体，因此能阻止5-羟色胺与其受体的结合。另一个例子是安非他明，一种大脑兴奋剂，可以产生很强的兴奋，使人无法入睡。它们通过从神经末梢释放这些物质和抑制再摄取的过程增加突触中儿茶酚胺的量，尤其是多巴胺。

多巴胺、帕金森病和精神分裂症

单胺类物质的活动范围十分广泛，我们还没有完全了解它。例如，帕金森病和精神分裂症这两种截然不同的脑部疾病就与多巴胺水平的改变有关。帕金森病主要是一种运动系统疾病。帕金森病的患者会表现出严重的肌肉震颤和自主活动困难。患者还会变得僵直、运动迟缓。

20世纪50年代末，研究者们发现帕金森病患者大脑的多巴胺水平低于正常人。大脑中的多巴胺在基底神经核中，参与了自主活动的过程。而帕金森病患者基底神经核中的多巴胺超过90%都可能因这一疾病丢失了。

在20世纪60年代初，一种治疗帕金森病的疗法旨在提升脑中多巴胺的水平。药物左旋多巴（L-dopa）是合成多巴胺的前体物质，而左旋多巴能轻易从血液进入大脑，因此能有效治疗帕金森病。而多巴胺由于不能通过血脑屏障（阻止许多物质进入大脑的一个屏障），故其本身并不能起效。左旋多巴一旦到达大脑即会转化合成多巴胺，提高脑内多巴胺水平。

近年来，研究者们尝试了另一种治疗帕金森病的疗法，但该疗法的结果较为复杂。这种疗法是向患者的脑中移植能分泌多巴胺的细胞。这种移植的方法也同样是为了提升多巴胺的水平。在尝试了包括神经细胞和非神经细胞之后,研究人员发现迄今为止结果最好的是胎儿基底神经节核团细胞或干细胞,这些细胞移植后能在新宿主体内发育成多巴胺分泌细胞。尽管这一疗法颇具发展前景,但是目前还没有像药物疗法那样有效。在左旋多巴不起效的严重帕金森病患者的治疗中,通过插入微小电极破坏大脑的特定区域也有一定的效果,同时,研究者们还在不断寻找更好的治疗方法。

精神分裂症是一种严重的精神疾病,患者的判断能力受损、与现实脱节。精神分裂症患者的症状包括思维混乱:想法与说法不匹配,有错觉和幻觉;心境障碍,包括抑郁、焦虑、情绪高涨;坐立不安或静止不动;以及社交回避。两项观察研究发现,精神分裂症可能是多巴胺突触传递的改变所导致的。

第一,服用能够提升脑内多巴胺水平的安非他明可以让人展现出与精神分裂症非常相似的状态。第二,精神分裂症的标准疗法是服用能阻断多巴胺受体的药物,这种药物能阻止多巴胺与其受体结合。最常见的处方药物是氟哌啶醇和氯氮平,这类药物能有效地治疗多种症状,尤其是错觉和幻觉。对大多数精神分裂症患者而言,抗精神病药物的效果非常好,服用之后能让他们在社会生活中保有较为正常的功能。

尽管这些间接的研究结果一定程度地预示精神分裂症与多巴胺突触有关,但还没有直接的证据能证明这一推论。到目前为止,还没有研究能提供非常明确的证据表明精神分裂症是因为患者大脑中多巴胺神经传递发生了改变而导致的。例如，研究者们在大脑中没有找到任何区域有着非常高水平的多巴胺。

所有脑部疾病的药物治疗都有副作用。精神分裂症患者之所以服用阻止多巴胺活动的药物，是因为研究者们假设他们脑中有过量的多巴胺。相反，帕金森病则是因为多巴胺不足。那么，这种阻断多巴胺的治疗方法会不会导致帕金森病类症状的产生？事实正是如此。所以在治疗精神分裂症的时候要限制多巴胺阻断药的数量和种类。另一方面，一些服用左旋多巴来提高多巴胺水平的帕金森病患者会出现精神分裂症样症状。特定患者的精神分裂症样症状太过严重而不得不停止服用左旋多巴。停止服用左旋多巴之后，精神分裂症样症状会减少，但紧接着帕金森病症状又会重现。

5-羟色胺和抑郁症

我们大多数人都曾经体验过抑郁的状态。对一些人来说，抑郁状态持续时间很长并使他们虚弱，就像本章开头提到的苔丝和她的母亲。20世纪50年代的一些观察研究发现，抑郁症可能与单胺类突触传递的降低有关，且这些研究本是服用药物来治疗与脑部功能完全无关的疾病。具体来说，用来治疗高血压的药物利血平导致很多人患上抑郁。随后发现利血平清除了神经末梢的单胺类物质，因此有假设认为抑郁症与单胺类物质水平的降低有关。相反，治疗结核的药物（异烟酰异丙肼、异烟肼）则能减轻抑郁症的症状。这些抗结核药是单胺氧化酶（在大脑中分解单胺类物质的一种酶）的抑制剂。因此，服用异烟酰异丙肼或异烟肼的病人的单胺类物质水平就会上升。

这些早期的观察结果让药理学家研发和测试了许多单胺氧化酶抑制剂来作为抗抑郁制剂，而许多制剂的确显示了抗抑郁的效果。但是对于重症抑郁患者的副作用和低功效让药理学家开始寻找其他能够提高单胺类水平的方法——抑制单胺类物质再摄取到神经末梢的过程。这种药物称作三环类抗抑郁药，治疗效果比单胺氧化酶抑制剂更好。然而，如单胺氧化酶抑制剂一样，早期的三环类药物并不只对特定的单胺类物质起效，而是会影响所有的单胺类物质，这使其有着不好的副作用。

更高效的三环类药物只抑制两种单胺物质的再摄取：5-羟色胺和去甲肾上腺素。第三代抗抑郁的药物只抑制特定的单胺物质的再摄取过程。百忧解是其中一种，通过抑制突触中的转运体而强有力地、有选择性地抑制5-羟色胺的再摄取。因此它使得特定突触的5-羟色胺水平提高。这类药物的效果相当出色，对所有的抑郁症患者和部分情感障碍患者都有效。这类药物有一定的副作用，但大多数患者都能忍受。正是百忧解使得本章开头描写的苔丝有了那些惊人的转变。

从这里我们能够得到一个启示，即一种药物在它影响的突触分子水平上越精准，它治疗某一疾病的效果越好，其副作用也越小。例如，与特定神经调质或神经递质交互的受体并不是全部一样的。通常，受体有许多子类型，这些子类型在蛋白质结构上有些许不同。在任何一个突触上，通常只存在受体的一种子类型。这些受体的子类型在药理学上是能够区分出来的，而药理学家面临的挑战就是研发特定的化合物来与特定的受体子类型进行交互。新的治疗精神分裂症的药物主要对已知的五种多巴胺受体的其中一种起作用。像氯氮平这样的新药物较之前的药物（氟哌啶醇等）产生了更少的副作用。

神经肽：内生性阿片类物质脑啡肽

神经肽是至今为止突触释放的物质中种类最多的一类。神经肽的作用机制也是我们目前最不了解的，但研究人员相信它与神经调质的作用机制基本类似。一些脑内神经肽水平的变化与心境障碍有关。其中一些肽类物质在脑中与多巴胺能系统和5-羟色胺能系统有交互作用，而心境障碍可能是它们对于单胺类突触传递的作用引起的。另外，也有可能是某些特定的肽类本身发挥作用影响了大脑。

大脑突触释放了30种不同的肽，这些肽之间的大小差异巨大，包含3 ~ 40个氨基酸。根据第一次被发现的位置，将它们分为四种。例如，其中两种——下丘脑肽和垂体肽——参与下丘脑、垂体或者其他腺体的激素分泌过程。第三种最早在消化系统中被发现，参与调节消化功能。第四种最初是在脑组织中发现的，被称为脑啡肽。图3.4列举了四种肽类中典型的代表物质。

在大脑的所有区域中，终端携带和释放肽类的神经元都非常

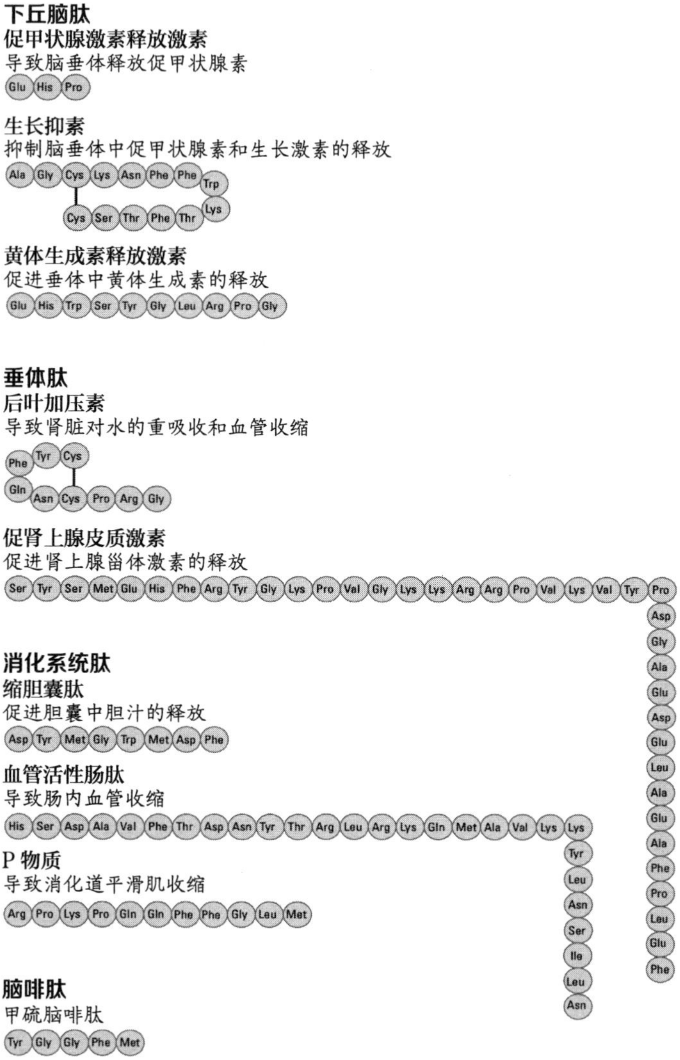

下丘脑肽
促甲状腺激素释放激素
导致脑垂体释放促甲状腺素

(Glu)(His)(Pro)

生长抑素
抑制脑垂体中促甲状腺素和生长激素的释放

(Ala)(Gly)(Cys)(Lys)(Asn)(Phe)(Phe)(Trp)
　　　　(Cys)(Ser)(Thr)(Phe)(Thr)(Lys)

黄体生成素释放激素
促进垂体中黄体生成素的释放

(Glu)(His)(Trp)(Ser)(Tyr)(Gly)(Leu)(Arg)(Pro)(Gly)

垂体肽
后叶加压素
导致肾脏对水的重吸收和血管收缩

(Phe)(Tyr)(Cys)
(Gln)(Asn)(Cys)(Pro)(Arg)(Gly)

促肾上腺皮质激素
促进肾上腺甾体激素的释放

(Ser)(Tyr)(Ser)(Met)(Glu)(His)(Phe)(Arg)(Tyr)(Gly)(Lys)(Pro)(Val)(Gly)(Lys)(Lys)(Arg)(Arg)(Pro)(Val)(Lys)(Val)(Tyr)(Pro)
(Asp)(Gly)(Ala)(Glu)(Asp)(Glu)(Leu)(Ala)(Glu)(Ala)(Phe)(Pro)(Leu)(Glu)(Phe)

消化系统肽
缩胆囊肽
促进胆囊中胆汁的释放

(Asp)(Tyr)(Met)(Gly)(Trp)(Met)(Asp)(Phe)

血管活性肠肽
导致肠内血管收缩

(His)(Ser)(Asp)(Ala)(Val)(Phe)(Thr)(Asp)(Asn)(Tyr)(Thr)(Arg)(Leu)(Arg)(Lys)(Gln)(Met)(Ala)(Val)(Lys)(Lys)
(Tyr)(Leu)(Asn)(Ser)(Ile)(Leu)(Asn)

P 物质
导致消化道平滑肌收缩

(Arg)(Pro)(Lys)(Pro)(Gln)(Gln)(Phe)(Phe)(Gly)(Leu)(Met)

脑啡肽
甲硫脑啡肽

(Tyr)(Gly)(Gly)(Phe)(Met)

图3.4　在大脑中发现的有代表性的神经肽。许多神经肽包含在内分泌功能中，第一次在下丘脑、脑垂体或消化系统中被识别出来。它们在内

分泌功能中的作用以及它们的氨基酸结构在此处列出。甲硫脑啡肽只在大脑中被发现。图中氨基酸简写分别为：Ala，丙氨酸；Arg，精氨酸；Asn，天冬酰胺；Asp，天冬氨酸；Cys，半胱氨酸；Gln，谷氨酰胺；Glu，谷氨酸；Gly，甘氨酸；His，组氨酸；Ile，异亮氨酸；Leu，亮氨酸；Lys，赖氨酸；Met，蛋氨酸；Phe，苯丙氨酸；Pro，脯氨酸；Ser，丝氨酸；Thr，苏氨酸；Trp，色氨酸；Tyr，酪氨酸；Val，缬氨酸。

少。尽管携带肽类的神经元能启动大范围的加工，意味着它们扮演的角色非常多样，但是大多数多肽在大脑中的特定功能仍未能确定。不过，脑啡肽是一个例外，它的作用类似于内源性阿片。阿片类物质（如吗啡和罂粟中的有效成分）长久以来被用来止痛和治疗如咳嗽、腹泻类的医疗问题。阿片同样能带来精神上的愉悦，是一种经典的娱乐性药物。数世纪以来，阿片类物质的严重成瘾性和造成的各种问题是众所周知的。18—19世纪，英国通过无耻的鸦片贸易向中国出口了巨量的鸦片，导致当时许多中国人深受鸦片上瘾的毒害。现今，世界上存在着同样的成瘾问题，海洛因以及其他一些人工合成的阿片类药物比起天然的鸦片效力更大。

　　阿片受体可能在大脑内这样的线索也许促成了脑啡肽的发现。为什么呢？有两个原因。第一，许多阿片物质在极低浓度时就会产生效果，这提示在大脑中有特定的区域识别这些分子。第二，研究发现了一些能阻断阿片起效的物质。纳洛酮是其中一种，能够阻断神经递质或神经调质与其通道或受体的交互作用。

　　在20世纪70年代，约翰·霍普金斯大学的坎迪斯·珀特

（Candace Pert）和所罗门·斯奈德（Solomon Snyder）证明了大脑组织中有阿片的特定受体。这一发现说明，大脑中存在着天然的阿片样物质。研究人员开始在大脑中寻找该物质，不久之后，脑啡肽就被发现并从大脑组织中提取出来。

　　脑啡肽在大脑功能中扮演什么样的角色呢？答案依然不是特别清晰，但脑啡肽的发现解释了一些关于疼痛的疑问以及为什么一些不寻常的方法能够减轻疼痛。例如，针灸止痛可能就是脑内脑啡肽的释放导致的。这一证据是从动物实验中得到的，在该实验中，针灸治疗组比控制组的痛觉阈限更高，而如果预先给动物使用纳洛酮，上述针灸治疗对于痛觉阈限的提高就没再出现。

　　减轻疼痛的安慰剂效应可能是另一个可以用内源性阿片类物质释放来解释的现象。加州大学旧金山医学中心的霍华德·菲尔茨（Howard Fields）及其同事进行了一项十分有说服力的实验，他们给来拔智齿的医学院学生发放了吗啡或者糖片安慰剂，并告知学生服用之后能减轻疼痛，结果这些学生经历的疼痛都比没有给任何东西服用的控制组少。而在服用了安慰剂的学生中，研究者给一部分人同时发放了纳洛酮，这部分学生经历的疼痛与控制组相当。这项实验即说明那些被认为能减轻疼痛的药片会在大脑中促使脑啡肽或脑啡肽类物质释放。

　　那么脑内释放阿片类的价值是什么呢？在战争中受重伤的士兵和在比赛中受伤的运动员往往在战争或比赛结束后才会感到疼痛，为什么呢？内源性阿片的释放可以解释这一疼痛缺失的现象。尽管紧张的活动似乎能释放内源性阿片样物质，但长跑运动员常常能感受到如纳洛酮阻断该作用一样的现象。我们可以想象该物质在人或动物被攻击或追赶时的生存价值。苏格兰传教士和探险家戴维·利文斯通（David Livingstone）在非洲被一只受伤狮子攻击的故事生动地描述了这一系统的强大功效。利文斯通是幸运的，狮子快速转向了另一个想要射击它的人，狮子没有继续攻击利文斯通，而是去攻击那个枪手了。在狮子因为伤重死亡前还咬了第三个人。三个人都从狮子的攻击中活了下来。利文斯通在他的传教游记中记述了他被攻击时的反应（London: John Murray，1875）：

起初，我听到一声吼叫，然后查看了周围的情况，结果发现一只狮子离我的距离只有一跃之遥。我比狮子稍微高一些，它跳起来咬住了我的肩膀，我们随后都滚到了地上。恐怖的咆哮声在我的耳边响起，它让我颤抖，就像是一只猎犬在让大鼠颤抖一样。就像小鼠第一次被猫吓住一样，我陷入了麻木状态。这种状态就像做梦一样，感受不到疼痛也感受不到恐惧，即便这些感受都正在发生着。就像被氯仿局部麻醉的病人眼睁睁看着手术进行，却感受不到手术……这种颤抖泯灭了恐惧，让我在观察这头野兽的时候不会感到害怕。这种特殊的状态可能在所有被食肉动物杀死的动物身上都会产生，如果真是这样，那这便是大自然所给予的减少死亡痛苦的一种恩典。

其他受体和内源性物质可能解释了其他的类似现象。例如，在脑组织中发现了大麻受体和大麻样物质，发现了连接在这些受体上的内源性物质。而这些受体和物质的作用目前还不清楚。

总体而言，虽然脑化学对我们来说依然十分神秘，但对于精神疾病的药物治疗已经取得了巨大成功。许多在以前无法治疗的严重病患在当今的药物治疗之后，患者都能在社会中较好地生活，像焦虑、抑郁等精神障碍都可以通过服用各式药物得到缓解。但是药物治疗并不是万能的，治疗了症状却没有治愈疾病。在很多时候，药物的副作用是一大问题，还有一些病例中的药物治疗失败了。尽管如此，药物治疗仍然是精神疾病治疗上的一大进步。毫无疑问，我们对复杂的大脑功能的了解越多，尤其是对突触机制的了解越多，就越能找到更新、更有效、更精准的药剂。

在进行药物治疗之前，进行精神疾病治疗的最有效方法自然是精神治疗。但是，精神治疗不适合病情严重的患者，且起效慢、价格高。药物治疗的巨大成功自然提出了一个疑问：精神治疗是如何影响大脑的？有证据表明，精神治疗能改变脑化学，所以这两种治疗方法明显是互补的。精神治疗是怎么改变脑化学的呢？上文中描述的安慰剂现象是一个很好的例子，即只要被试相信药片能减轻疼痛，就算只是吃了一颗糖，也能起效。服用安慰剂引起了脑中内源性阿片类物质的释放——脑化学发生改变，产生可观的结果。那么相似类型的脑化学改变——神经递质或神经调质释放增多或减少——也非常有可能在精神治疗中发生。实际上，当今大多数精神科医生都把精神治疗视为药物治疗的必要辅助措施。他们相信，结合了精神治疗的药物治疗效果更好。在第九章，我阐述了大脑的可塑性和一个观点：我们所做的或所经历的一切事情都将在一定程度上改变我们的大脑。

第 四 章

感 知 世 界

如果没有感觉受体，我们将和这个世界绝缘，彼此之间也相互孤立。人类的五种感觉系统分别对特定的刺激［光、声、触、空气传播的化学物（气味）以及溶解的分子（味道）］反应，其中，前三者对于我们与世界以及彼此之间的交互相当重要，正如海伦·凯勒（Helen Keller）的故事告诉我们的那样。在19个月大的时候，海伦·凯勒因一场大病丧失了视力和听力。长大一些后，海伦常常抑郁，甚至愤怒，伴随经常性的情绪失控。在她7岁的时候，家人为她聘请了安妮·沙利文老师来帮助她。沙利文老师通过触觉与海伦交流，海伦的情况终于有所改善。沙利文老师首先通过在海伦的手掌上敲打字母，来教海伦字母表。刚开始，海伦对各种各样敲打出来的字母所表达的意义了解甚少，直到有一天，终于迎来了突破。那天，安妮和海伦在家的水泵房里，水流从喷嘴口里喷出，溅射到海伦的一只手上，此时，安妮在海伦的另一只手的掌心拼写出"w-a-t-e-r（水）"。海伦的一只手感知着水流，另一只手感知到了拼写出的字母（这里包含了转换过程）。她立即就明白了字母的含义，并由此想知道她触摸的所有物体的名字。在短短几小时之内，海伦就学会了30个物体的名字。4个月之后，海伦已经掌握了400个单词。她学习语言的方式就像一般的孩子学习说话一样，但她学得非常快。在她们相处的第一年间，海伦仅仅用手就拼绘了伊利亚特和奥德赛的故事。

因此，这种训练的结果是海伦和沙利文老师取得了不可思议的成就。海伦在哈佛大学的姊妹学校拉德克利夫学院获得了大学学位（1904年），系首位获得大学学位的盲聋人。

——改编自 Dorothy Herman 的《海伦·凯勒》（*Helen Keller*，Chicago，IL: University of Chicago Press，1999）

所有的神经元都有感觉受体的基本特性，即具有专门的膜蛋白，对特定的化学物质（神经递质或神经调质）做出反应。神经递质对神经元的作用是，直接在细胞上产生电位的变化，就像刺激作用在触觉、听觉和一些味觉受体上产生的效应一样。嗅觉受体、感光细胞受体和特定的味觉受体对刺激做出反应，就像神经元对神经调质的反应一样：酶级联反应被激活，导致第二信使水平的改变以及细胞的激活。

本章将介绍两种基本受体的例子：直接门控的受体细胞和受第二信使门控的受体细胞。对于直接门控的受体细胞，比如触觉受体，膜通道本身的变形或周边膜的变形，导致通道的开放以及受体电位的产生。嗅觉或感觉细胞的激活与前者直接门控受体细胞不同，导致膜受体的配级联反应被激活，以及第二信使水平发生改变。第二信使水平的改变产生了受体电位。

机械性刺激感受器：触觉和听觉

皮肤和其他人体组织中大量的不同受体对机械性刺激做出反应。这些刺激包括触感、压力和振动。甚至在一些肌肉中也存在对肌肉的牵拉等状态响应的机械性受体。我们以帕奇尼小体（Pacinian corpuscle）为例来说明。帕奇尼小体是一种较大的压力受体，广泛存在于皮肤、肌肉、关节和肌腱等处。帕奇尼小体由于外形较大（便于观察）而得到了广泛的研究。因此，我们对它的了解比其他的触觉或压力受体多一些（其他类型的受体工作原理和环形小体大致相同）。在显微镜下，帕奇尼小体看起来像一个洋葱状的切片（薄片），由许多同心圆状的（非神经）扁平上皮（皮膜）细胞组成。这些细胞围绕着一截裸露的神经末梢。从小体出来的那端神经末梢变得髓鞘化。帕奇尼小体和附着的神经纤维易于从组织中切除，并保持一段时间的正常功能。因此，帕奇尼小体非常便于研究。图4.1呈现了帕奇尼小体的样子。

帕奇尼小体在性质上是单级的，即只有一个来自细胞体的加工过程。这个过程分成两个髓鞘化的过程通路：一路去向感觉末梢，一路去向脊髓。感觉末梢产生的动作电位直接向脊髓的末端传播。四肢和躯干的感觉细胞的胞体位于脊髓附近的脊神经节背根结构中。用线钩住一个包含细胞小体和一段短的神经构成的制备物（preparation），用细针或触针很容易刺激其神经活动（见图4.2）。帕奇尼小体的压缩量只需要在微米以内（0.2 ～ 0.5微米）

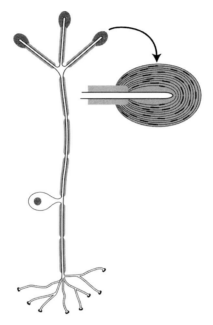

图4.1　一种典型的压力受体。神经元为单级。从胞体出来分为两个
通路：一个是髓鞘化的通路，延伸至感受器的末端；另一个到细胞的末
端。帕奇尼小体（见上图右侧放大的示意图），包括了裸露的神经末梢
（被非神经的扁平细胞所包围）。

就可诱发较小的受体电位。如果给予一个较强的刺激，压缩量较
大，会产生较大的受体电位。10～15毫伏的去极化就能产生叠
加在受体电位上的动作电位。

　　河豚毒素能阻断动作电位，但对受体电位无效。这是因为河
豚毒素阻断了电压门控的 Na^+ 通道，而非受体通道或突触电位。
把制备物置于包含河豚毒素的溶液中，人们可以独立研究受体电
位，避免动作电位的混入。由此，可以描绘受体电位的强度与响

应之间的关系（图4.2c）。许多类型的受体具有 S 形的强度—响应关系。那么，受体电位是怎么产生的呢？挤压来自小体的髓鞘纤维，当膜的位移达到一定程度（10 ～ 15毫米）时，产生响应。此时，膜的电位变化被记录下来，并且很有可能已经对神经造成损害。（打个比方，当你肘击一个硬物时，即做出疯狂而"有趣"的骨头撞击时，你的尺骨神经就会兴奋。）移除洋葱状的小体，也

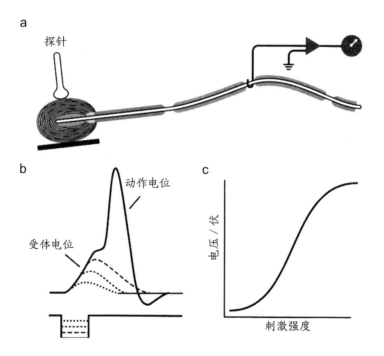

图4.2 用探针按压帕奇尼小体（a），神经的去极化受体电位如果足够大，将产生动作电位（b）。（c）S形关系图：描述受体电压（伏）和刺激强度之间的典型关系。

不会影响反应。事实上，当我们把制备物从小体上剥离，裸露的神经末梢上的微小形变会产生幅度较小的受体电位；这些小的受体电位叠加产生大的受体电位。如果纤维的髓鞘部分的第一个结节被外力阻断（通过向该结节施加压力），不会产生动作电位，但仍能够记录受体电位。

实验结果提示了如下工作模型。裸露的神经末梢膜内所包含的是专门化的通道。当这些通道或周围的膜变形时，其电导发生变化。在静息状态下，很少有（如果有的话）通道会开放；但当膜受到牵拉时，通道改变构型并且允许离子通过膜。由于电导（率）的改变，在细胞内部，净正电荷的累积使得纤维髓鞘部分的第一个结节去极化。在这里，对电压敏感的通道就确定了，如果有足够的去极化，将产生动作电位并沿着纤维传播。图4.3是基于以上工作原理描绘的帕奇尼小体的示意图。正离子进入裸露神

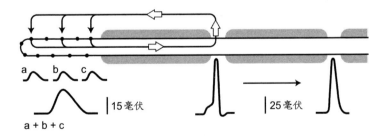

图4.3 去除帕奇尼小体，只保留裸露的神经末梢，膜的变形（黑色箭头所示）产生小的去极化电位（a、b和c）并能叠加。电流（空心箭头所示）通过压力敏感的通道（实心圆点所示）进入纤维，导致第一个结节上的膜去极化并产生动作电位，并继续在纤维里下行传导。

经的终端（在这里，膜发生形变）并在纤维内部流动。纤维髓鞘的第一个结节去极化，产生动作电位并沿细胞传导。

那么，究竟是什么离子产生了受体电位呢？可以通过改变细胞外溶液的离子浓度来回答这个问题。改变 Na^+ 的浓度能最大限度地影响受体反应。因此，这些通道主要对 Na^+ 浓度的改变是可渗透的，而且这些通道通常是产生兴奋性突触电位的场所（见图2.9）。

适　应

帕奇尼小体也非常好地解释了所有受体的一个重要特性：适应。如果施加一个持续的外界刺激，所有受体电位将下降。这种情况可以很快或很慢、完全或部分地发生。感觉适应是真实世界的一种失真的形式，受体并不能对外界刺激作用于有机体提供一个完全真实的表征。即便如此，感觉受体的适应也有明显的优势。比如，日常穿着衣物时，如果我们的触觉受体每时每刻都对外界刺激响应而非适应，我们将不胜其烦。

我们可以区分三种适应性受体：快、中等和慢。快适应或相位感受器只对刺激水平的变化响应。帕奇尼小体是快适应的受体，就像其他触觉受体和嗅觉受体一样。图4.4a 表明了帕奇尼小体对一个延长的刺激的反应。在给受体刺激施加机械压力时，该受体快速去极化。但在10微秒左右，电压值降为零（即使仍旧维持机械压力水平）。帕奇尼小体也显示了许多相位受体所拥有的另一个特性：它对刺激的结束和开始的时间点都能做出响应。

中等适应的受体在呈现长时的刺激后，其电位缓慢下降。如果刺激足够延长，响应几乎可以衰减至基线水平，就像图4.4b所示。味觉和听觉受体即属于此类别。光感受器和深部压力受体是慢适应或张力感受器（图4.4c）。光感受器对一个延长的刺激的反应包含两个阶段，一个初始的暂态电位（很快衰减到较小的电位水平），随着刺激的延续，该电位能够保持。尽管只要施加刺激，这些受体就会响应，但就像其他受体一样，它们只在刺激出现时有最大的反应，随后反应幅值变小。所有受体，包括暂态类型在内的，都对刺激水平变化做出了最优的响应。

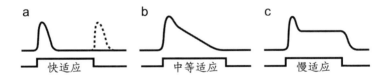

图4.4 感觉受体适应。（a）快适应受体。快适应受体在施加外部刺激后的短时间内响应。对于快适应受体，我们经常可以观察到长时刺激结束时的响应。（b）中等适应受体，其响应幅度随时间下降，但下降更缓慢。（c）慢适应受体。慢适应受体在响应幅度上，刚开始时下降，但随后保持在一个平台水平（只要维持给予刺激）。

毛细胞和听觉

负责听觉的感受器被称为毛细胞，它们也是机械性受体。毛细胞和帕奇尼小体一样，当通道本身或周围的膜拉伸或变形时，这些通道将打开。我们在毛发状的突起物（从细胞的最高表面延伸）的顶端找到了这些通道。这些通道通过邻近的"毛发"之间的细丝连接在一起。

当声音作用于充满液体的内耳时，如图4.5所示，毛细胞相对于耳蜗覆膜（即毛细胞依附的地方）而发生移动。毛细胞弯曲，增加小丝的紧张程度，使得正离子通过包膜。围绕内耳毛细胞的液体，含有高浓度的 K^+；事实上，K^+ 在毛细胞外的浓度比其在细胞内的浓度高，因此，当通道开放时，K^+ 流进毛细胞内，产生去极化。

动作电位不是由毛细胞产生的。相反，梯度变化的受体电位引起了细胞突触递质的释放；二阶的细胞首先在听觉系统内产生动作电位（视觉系统里也存在类似的情况）。事实上，脊椎动物视网膜中的动作电位最先由三阶细胞产生。也就是说，脊椎动物视网膜的兴奋和突触激活是通过受体和二阶细胞的梯度变化电位实现的。

服务于听觉功能的毛细胞存在于一个复杂的结构之中，这个结构位于内耳的耳蜗。耳蜗是一个规整的、线圈缠绕的结构，被骨头包被。从基底部到顶点变得越来越狭窄。因此，它的外形看

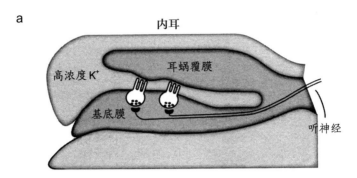

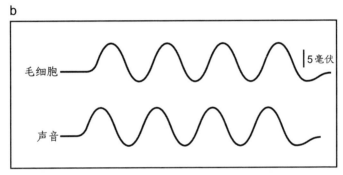

图 4.5　（a）内耳的毛细胞。当声音作用于耳朵时，耳蜗覆膜向基底膜的方向移动（见图 4.6b），造成细胞的毛发弯曲。这导致连接毛发的细丝拉伸，在毛发上开放通道，使得 K^+ 流进细胞，引起细胞去极化。（b）毛细胞内的电活动的记录，表明其膜电位的变化与声音刺激之间的密切匹配关系。当细胞去极化时，毛细胞内释放神经递质，激活与毛细胞接触的听觉神经。

起来像蜗牛。对横切面观察表明，耳蜗由三个充满液体的腔体组成。毛细胞在中央腔体（scalia media，中管），位于基底膜上的柯蒂氏器。其他两个腔体在耳蜗的顶点相连，在耳蜗的底部与两个膜覆盖的小孔相接触，这两个小孔分别是卵圆窗和圆窗。

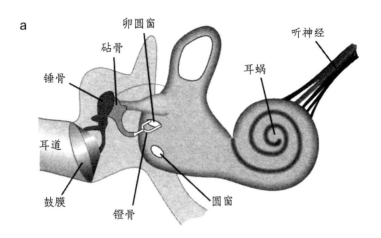

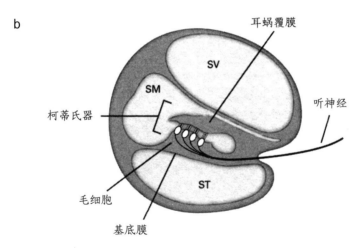

图4.6 （a）内耳的耳蜗。声音作用于鼓膜产生振动。振动通过三个听小骨（锤骨、砧骨和镫骨）向耳蜗的卵圆窗传播；（b）耳蜗的横切面示意图。包含三个腔体：前庭管（SV）、中管（SM）和鼓管（ST）。在中管上面有柯蒂氏器。柯蒂氏器包含毛细胞，嵌于基底膜和其上的耳蜗覆膜（见图4.5的放大图）。听神经支配毛细胞的活动。

当声音作用于耳朵时，听小骨振动，三个听小骨传导振动到卵圆窗的膜，引发上下腔体中的液体以及圆窗的振动。覆膜和基底膜对液体流动产生弯曲的响应，但程度不同，结果导致毛细胞上的毛发弯曲——这是毛细胞激活的关键。

如果把耳蜗拉直，它大约有32毫米长。尽管耳蜗从底部到顶部变窄，但基底膜的样子相反，它在顶部的宽度是底部的5倍之多。另外，它的刚性从底部到顶部下降了1/100左右。基底膜的顶部比其底部更具灵活性。因此，基底膜的最大振动区域取决于声音的频率。基底膜以这种方式来确定音高的位置编码方式。换句话说，我们可以通过基底膜上被最大激活的毛细胞活动侦测音高，即不同的声音。

第二信使受体：嗅觉和视觉

嗅觉和味觉系统有许多相同的特性。嗅觉对空气中的分子响应，而味觉检测溶解的分子。各种各样不同的味觉受体对不同味道的物质响应。盐和一些氨基酸直接与受体细胞的通道交互作用，导致去极化和味觉细胞的激活，正如兴奋型的神经递质激活神经元一样。其他物质，包括糖和苦味的化合物，激活受体细胞上的 G-蛋白偶联受体分子。这些受体与腺苷酸环化酶（糖）或其他合成酶（苦味物质）连接。这些味觉细胞的去极化最终来源于 G-蛋白偶联受体分子的激活。所有的嗅觉受体似乎都是通过第二信使通路来激活的，这也将是我们要阐述的模型。在一些嗅觉受体细胞中，环磷酸腺苷（cAMP）通路被激活。不同类型的气味偏好激活一个或其他通路。水果味，比如柠檬香精，主要激活了cAMP通路；然而，令人不快的气味，比如汗液的气味，激活了另一通路。

在鼻子的内侧嗅上皮可以找到嗅觉受体（见图4.7a）。受体细胞即为从突起的顶端树突延伸到鼻腔厚层黏液的纤毛。嗅上皮内部的腺体产生黏液。在上皮出现一些支持细胞。气味进入鼻子后在黏液中得以溶解，当它们出现在黏膜上时就会被检测到。

纤毛上存在气味受体分子。向纤毛施加气味剂（增味剂）可导致受体细胞的去极化。然而，向细胞体施加气味只引起较小的反应或不引发任何反应。针对嗅觉受体的细胞内记录表明，对纤毛施加特定的气味刺激将引发非常大的去极化受体电位，可以达到50毫伏，被动地沿树突传播进入细胞体。轴突离开细胞，动作电位产生并沿着嗅觉神经轴突传导，直到嗅球。嗅球位于鼻腔之上、大脑皮质之下（图4.7）。嗅神经轴突止于特定的球形结构，即嗅小球，以下将进一步介绍。

激活嗅觉受体细胞的方式如下：气体分子激活G-蛋白相关受体分子，该受体分子激活腺苷环化酶或其他合成酶，结果导致cAMP水平的升高（图4.8）或另一种细胞内部第二信使的水平增加。cAMP和膜内通道直接作用，并无磷酸化过程参与——允许钠离子和Ca^{2+}穿过膜。Na^+的内流使得细胞去极化，然而Ca^{2+}（它们本身也引起去极化）与膜通道交互作用，使Cl^-离开细胞。Cl^-离开细胞增加了去极化（通过减少细胞内的负电位）。因此，Ca^{2+}

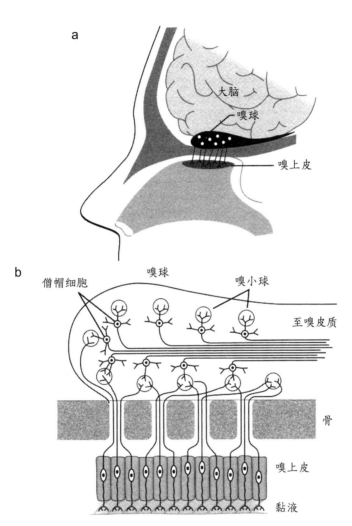

图4.7 （a）嗅上皮位于鼻腔（嗅球之下）。(b)嗅觉受体位于嗅上皮，它的轴延伸到嗅球的嗅小球，并支配僧帽细胞的树突。僧帽细胞携带嗅觉信号传递给嗅皮质。每种嗅小球都是气味特异性的，即把表达相同气味受体分子的受体投射到相同的嗅小球。

激活 Cl⁻ 电流，行使了一种放大机制，这解释了为何在嗅觉受体
细胞上能产生较大的受体电位。

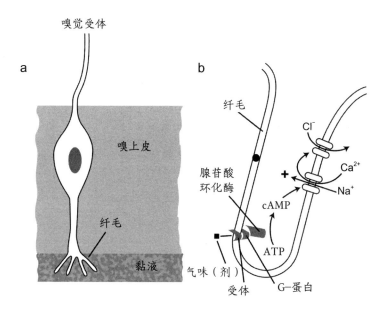

图 4.8 （a）一个嗅觉受体细胞。纤毛从受体细胞的顶端树突延伸至
与鼻腔接连的黏液层。(b) 在纤毛处产生嗅觉转导。气味剂与 G-蛋白接
连的受体相互作用，G-蛋白又与某种酶（此处为腺苷酸环化酶）连接。
腺苷酸环化酶产生的 cAMP 打开了膜的通道，使得 Na⁺ 和 Ca²⁺ 进入细胞。
其中，Na⁺ 使细胞去极化，而 Ca²⁺ 激活 Cl⁻ 通道，促进 Cl⁻ 从细胞流失，
导致进一步去极化。

分辨气味

　　人类可以辨识多达10 000种气味，这是怎么做到的呢？事实上，在嗅上皮上找到了许多不同的嗅觉受体分子，在人类身上几乎有400种，而在其他动物身上的数量是人类的2倍甚至3倍。受体分子由独立的或相关的基因编码，它们组成了我们现在所知的最大的基因家族。进一步来说，只有一个或少数基因能够在一个特定的嗅觉受体细胞上得以表达，这意味着嗅上皮具有大量的独立的嗅觉细胞。那么，不同气味的编码和识别是怎么做到的呢？

　　一个受体细胞对一种以上的气味做出响应，但每个细胞只对特定气味做出最佳的反应。换句话说，嗅觉受体具有"调节曲线"——它们对特定气味做出最佳响应，对其他气味的反应较差。在这种方式上，它们与毛细胞和感光细胞类似，即对一种频率的声音或特定波长而非其他刺激做最大化响应。嗅觉系统的神奇之处在于有众多不同的受体；相对而言，在视觉系统中，只需要有三种或四种受体，就能区分光谱中的所有颜色。

　　那么，不同嗅觉神经的反应是怎么归类整理出来的呢？相同类型的受体细胞——表达相同嗅觉的受体分子——支配嗅球中分立的结构（嗅小球）（图4.7b）。在小鼠身上，一个嗅小球包含由100多个嗅细胞（僧帽细胞）构成的树突。有25 000个同类的受体轴突作用于这些树突。因此，一个嗅小球的僧帽细胞轴突向大脑的其他部分传递特定的气味信息。

视　觉

　　大多数脊椎动物的眼睛都有两种对光敏感的感光细胞：视杆细胞和视锥细胞。视杆细胞调节微弱（灯）光视觉，而视锥细胞在较亮的光刺激下起作用，主要调节颜色视觉。通常，在脊椎动物眼睛里只有一种视杆细胞，但有多种视锥细胞。人类有三种视锥细胞：一种对红－黄光响应；一种对绿光响应，第三种对蓝光响应。视杆细胞和视锥细胞是长条状的细胞，有特定的外部片段区域和一个内部片段以及突触终端（图4.9a）。外部片段由许多膜的内折组成；这些内折在视杆细胞的外膜就被夹断了，但在视锥细胞的外膜处仍然连接在一起。

　　感光细胞（受体）之所以能够"看见"是因为它们包含大量的光敏感分子，即视觉色素（在细胞外部片段的膜上）（图4.9b）。这些分子捕获（吸收）光，这产生了感光细胞的激活。光敏感的分子被称为色素，因为它们吸收了特定的可见光波长，因此产生颜色感觉。视杆细胞中的视觉色素称为视紫红质，能最好地吸收蓝绿光，但对红色和蓝色的吸收较差。因为它让红色光和蓝色光逃逸，对我们而言就剩下紫色了。如果对一个包含丰富的视杆细胞的动物（大多数动物，包括人类，具有比视锥细胞多的视杆细胞），在其暗适应后移除眼睛的视网膜，整个视网膜就呈现偏红的紫色。事实上，视杆色素的原名即为视觉紫色。

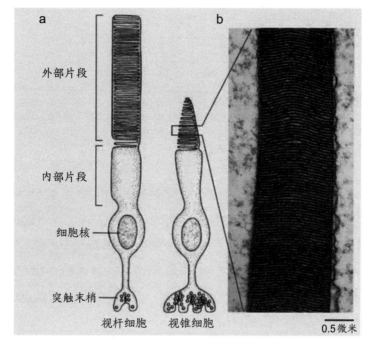

图4.9 （a）在视杆细胞和视锥细胞中，对光敏感的视觉色素在细胞外部片段的膜盘中出现。(b) 蜥蜴的视锥细胞外部片段的一部分。蜥蜴的视锥细胞外部片段较长，因此，从其中的一小段看，视锥的形状并不明显。

当被视觉色素分子捕获时，光线做了两件事情：首先，它激活分子并使细胞兴奋；其次，它将分子分解成各个部件。所有的视觉色素都包含一个大的蛋白，由维生素 A 的变式（维生素 A 醛或视黄醛）所包被。当包被连接在一起时，分子对光谱中的可见光部分敏感——对在深蓝和远红外光之间的或在波长400 ~ 700纳米的光线敏感。当分离时，分子的两个成分主要吸收紫外光，这对我们而言是不可见的。视觉色素分子见光时分解或漂白使得感光受体失活或去敏感性。因此，当你从光天化日之下进入黑暗的剧场，你的眼睛需要数分钟去调节适应。你所等待的是感光受体细胞中的视觉色素的重新合成，即暗适应的过程——重新恢复感光受体对光的敏感性。在对强光的适应之后，视锥细胞的暗适应一般在5～6分钟内完成，但视杆细胞需要多达30分钟完成暗适应。

缺乏维生素A的个体没有维生素A充裕的个体对光（的变化）敏感，这种情况被称为"夜盲症"，即在夜晚时更为明显。然而，视杆细胞和视锥细胞都受维生素A缺乏的影响——两者都有需要维生素A的视觉色素，因此当缺乏维生素A时，两者都对光不敏感。区别视杆色素和其他三种视锥色素的是蛋白质。这些蛋白质的不同特征赋予了视觉色素分子不同特性，包括其对颜色的敏感性，即其最佳的吸收波长。

因此，编码视杆和视锥色素蛋白的基因也不同。这些基因的缺陷或改变会导致严重的视觉异常。色盲的个体要么缺乏一种基因，要么有一种或几种视锥视觉色素蛋白的基因存在缺陷。红色色盲的个体缺失或有一个变异的红黄视觉色素基因，绿色色盲的个体缺失或有一个变异的对绿色敏感的色素基因，蓝色色盲的个体缺失或有一个变异的对蓝色敏感的色素基因。对红色和绿色敏感的色素基因位于X染色体。由于男性只有一个X染色体，而女性有两个X染色体，因此红绿色盲在男性中比在女性中更常见。这是因为即使只有一个完好的染色体，颜色视觉仍旧是正常的；感光细胞依旧有正常的色素。由于女性有两个 X 染色体，即使有一个缺陷基因，另一个完好的基因仍能使其保持正常的颜色视觉。然而，男性只有一个 X 染色体，如果该染色体有一个有缺陷的颜色色素基因，该个体将会是色盲患者。因此，红绿色盲被认为与性别相关。

重要的是，被称为色盲的个体大多仍旧能够看见颜色。一个人如果存在一个缺陷基因（这是目前最常见的情况），就不能有效利用三种视锥视觉色素中的一种，但他仍具有其他两种视锥类型——分别对绿和蓝、红和蓝或者红和绿敏感。只要有两种视锥类型，颜色辨别仍旧可以做到，尽管不能像具有三种视锥的个体那样容易辨别颜色。在第七章的开头所提到的乔纳森一世，他的色盲是由于大脑颜色视觉加工的缺陷引起的，而非视锥细胞的变异导致的。因此，他是完全色盲，根本不能辨别颜色。

视杆色素（视紫红质）的基因变异会导致一种成为视网膜色素病变的疾病。得病的个体刚开始视觉正常，但视杆细胞功能每况愈下，先是在视网膜的边缘，之后遍及整个视网膜。随着视杆细胞的消亡，病人首先丧失了看见微弱灯光的能力，最终，视锥细胞也由于某种未知的原因凋亡，造成视觉全部丧失。视杆细胞是如何渐渐随着年月消亡的，不得而知。有此基因疾病的个体通常在二三十岁时发现视觉敏感性的下降，五六十岁时完全丧失视觉。

光　转　换

当感光受体的光敏感分子吸收光子时，激活了一系列化学反应，我们称之为光转换（图4.10）。光激活的视觉色素分子首先与 G-蛋白作用并激活它（即"转导"），然后激活磷酸二酯酶（phosphodiesterase，PDE）。然而，脊椎动物的光感受器的第二信使是环磷酸鸟苷（cGMP），与 cAMP 类似，但在结构上是鸟苷而非腺苷。有趣的是，在黑暗中，脊椎动物的 cGMP 浓度能保持较高的水平。cGMP 和膜中的通道交互，使得 Na^+ 和 Ca^{2+} 穿过膜。由光激活的 PDE 将 cGMP 分解，关闭膜通道，导致细胞膜电位变得更负——细胞超极化，就像嗅觉受体捕获嗅觉分子的对立情况一样。因此，从某种意义上说，黑暗是脊椎动物感光受体的刺激物，但光刺激将其关闭了。但是，两种情况下的膜电位的变化至关重要，它引起了系统的激活。

为什么脊椎动物的光感受器是这样工作的呢？我们不知道。另一个问题是，为什么光感受器使用第二信使系统？在这里，我们的确可以回答：这是为了放大需要。一个激活的视觉色素分子可以激活许多转导分子，而且一个转导分子可以激活多个 PDE 分子。一个 PDE 分子可以分解许多 cGMP 分子。因此，当单一视觉色素分子吸收一个光子时，放大效应是巨大的，这也解释了光感受器对单一光子-响应时的非凡的敏感性。

最后一个问题是，Ca^{2+} 在这个过程中的角色。如上面指出的，由 cGMP 激活的光感受器的通道允许 Na⁺ 和 K⁺ 进入细胞。在细胞体外，Na⁺ 的浓度比 K⁺ 高出许多，因此，当细胞吸收光子时，Na⁺ 主要负责膜电位的变化。另一方面，Ca²⁺ 尽管数量比 Na⁺ 少，但抑制了生成 cGMP 的酶。因此，当接受光照时，cGMP 水平下降，导致细胞的 Na⁺ 和 K⁺ 水平下降，对 cGMP 合成的抑制下降，使得 cGMP 水平提高，部分削弱了光的作用。这也导致了 Na⁺/Ca²⁺ 通道部分重新开放，解释了光感受器适应的情形。出于同样的原因，我们可以解释为什么光感受器对光的反应在最初的阶段幅度较大，随后到达一个平台期（即便在作用于细胞的期间，光始终保持恒定）（见图 4.4c）。

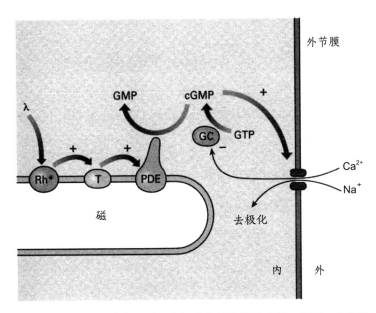

图4.10 一个简化的光感受器外部片段的光传导过程示意图。光激活的视紫红质（Rh*）激活（T）G-蛋白，并依次激活磷酸二酯酶（PDE）。PDE 将环磷酸鸟苷（cGMP）分解成不活跃的产物（GMP）；在缺失 cGMP 的条件下，外部片段的膜通道打开，随后通道关闭，细胞超极化（即细胞内部变得更负电位），因为 Na⁺ 正电荷不再进入细胞。同时，细胞中的 Ca²⁺ 水平降低，使得通常情况下被 Ca²⁺ 抑制的鸟苷酸环化酶（GC）提高从三磷酸鸟苷（与 ATP 一样富含能量的分子，但由鸟苷取代腺苷）到 cGMP 的合成。当有更多的 cGMP 时，有更多的通道开放，对抗光的作用。因此，Ca²⁺ 在光感受器的适应上扮演着重要角色。

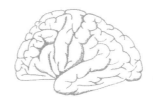

第二部分

系统神经科学

了解行为

尽管我们已经知道了很多关于单个神经细胞如何实现信息加工的知识，但对行为神经生物学基础的了解仍限于起步阶段。这属于系统神经科学的研究领域——对神经元的总体或网络的研究，以及它们如何实现与脑功能相关的行为，从运动启动和感觉加工到学习和记忆功能。对无脊椎动物和脊椎动物神经系统的研究应该互为补充。

第 五 章

简单的神经系统：无脊椎动物

··

　　伍兹霍尔的海洋生物实验室（The Marine Biological Laboratory, MBL）是一个典范，它就像一个拥有生命的人类机构，可以自我再生，也可被人类的活动所触动，同时又不断改进，被它所润饰……

　　自1988年，连续几代人开展了一系列工作来建设MBL，但似乎一直组织得不理想。事实上，MBL的创立更早，早在1871年，由于科学家普遍认为在墨西哥湾流和近海北部洋流的碰撞中可以发现各种各样的海洋生物和河口生物，还有值得观察的鸟类，因此美国马萨诸塞州的伍兹霍尔被选为渔业局站。自此，各种学术观点开始相互交流、融合……伍兹霍尔乌贼的巨轴突成了创造当今惊人的神经生物学的装置。神经生理学家从海兔——一种看起来没有任何用处的海蛞蝓——身上发现了真相。在MBL，受无脊椎动物的眼睛启发而发明的光学仪器开启了当代视觉生理学的研究范式。发育和生殖生物学——始于对海胆卵的研究工作——也在这里开始被视为一门科学。海洋生物模型对于肌肉结构和功能的早期研究也是必要的，肌肉研究在MBL中占有相当重要的位置。在几十年以前的MBL，生态学就已经是一门清醒而勤奋的学科，远早于我们现在的认识。近年来，新的研究领域不断涌现而壮大；生物膜、免疫、基因、细胞调控机制等方面的研究工作都处于蓬勃发展阶段。

——节选自 Lewis Thomas 的《细胞的生命：生物学观察者的笔记》(*The lives of a Cell：Notes of a Biology Watcher*, New York, NY：Penguin, 1995)

无脊椎动物的神经系统是比较简单的，神经元数量少于猫、鲇鱼、青蛙和雀鸟等脊椎动物。由于无脊椎动物的神经系统相对简单，神经科学家通过长期致力于对它们的研究，获得了许多关于神经系统和脑功能的奇妙认识。一个基本的假设是所有生物体的神经系统具有相同的生物机制，这并非不正确的观点。对无脊椎动物的研究能提供许多无价的知识，如单个神经元的功能以及神经元群如何引起简单的行为。某些研究成果将为揭示更高级的脑现象，如感知、学习和记忆等，提供一定的线索。

海洋是一个特别容易接近和获得无脊椎动物的宝库。乌贼拥有巨大的神经元轴突，可以帮助我们了解神经元如何产生电信号。马蹄蟹的视神经容易分离，因此成了首次记录到单个视神经轴突活动的动物。对马蹄蟹视觉系统的一系列研究工作有助于我们了解视觉感知的边界和边缘问题。海蛞蝓（海兔）拥有一个强壮的鳃，它能完成牵张反射并具有高度可塑性。该动物可用于阐述神经元功能如何被经验改变，即神经系统如何实现学习和回忆的功能。上述大量工作均由位于马萨诸塞州伍兹霍尔的 **MBL** 启动并完成。最近，MBL 已经开始分析基因突变动物的行为，以观察基因改变对行为的影响。果蝇在此研究任务中尤其有用，并获得了丰硕的成果。本章的最后将阐述源于此类研究的关于昼夜节律的机制问题。

电信号与乌贼巨轴突

在脊椎动物中，如第二章所述，大多数轴突被一层髓鞘包裹，加速轴突动作电位的产生，并使电活动传导更加流畅。而无脊椎动物的胶质细胞，除了个别的螃蟹以外，并不构成神经元轴突的髓鞘，因此无脊椎动物的轴突并不具备髓鞘的优势。无脊椎动物轴突的周围没有髓鞘包裹的一个明显的结果是轴突动作电位的产生显著慢于脊椎动物的轴突。脊椎动物轴突动作电位的一般（典型）传导速度是 160 ~ 320 千米 / 小时，而无脊椎动物则不超过 48 ~ 64 千米 / 小时。但是，与电子以光速沿导线流动的速度相比，有髓鞘轴突的动作电位的传导速度仍然是极度缓慢的。

无脊椎动物通过增大轴突来最大限度地加快轴突动作电位的传导。这种方式将降低轴突内部的电阻，而电阻决定了离子沿着轴突流动的容易程度（从而使得离子更易于沿着轴突流动）。另一方面，髓鞘则是增加细胞膜的电阻而控制离子穿过细胞膜的容易程度。关键的一点是动作电位沿轴突传导的高速度取决于细胞膜阻抗与内部阻抗的比值。比值越高，动作电位的传导越快。

因此，降低轴突内部阻抗或增高轴突细胞膜的阻抗具有非常类似的生物物理学效应，即加速传导。为什么？通过降低轴突内部阻抗或增高轴突细胞膜的阻抗，动作电位期间的 Na^+ 能沿着轴突流动到更远的细胞膜，使之去极化，并启动新的动作电位生成（见第二章）。但通过增大轴突而提高传导速度是非常有限的。轴突只有那么大，即使是最大的无脊椎动物的轴突的动作电位的传导速度也远慢于大多数脊椎动物的有髓鞘轴突的传导。换言之，如果没有髓鞘，我们的脑必须比现在大10倍才能满足需要，这也意味着我们的食物摄入量也要比现在大10倍才能维持神经系统的活动。无脊椎动物不能发育形成更为复杂的神经系统的原因之一可能就是胶质细胞没有包裹轴突形成髓鞘结构，这导致无脊椎动物神经系统内快速传导的轴突数量是非常有限的。

乌贼的巨轴突已经被进化用来调节逃避反应（图5.1）。巨轴突的直径可达1毫米。事实上，由于该轴突如此巨大，它们一度被认为是乌贼轴突束中的血管。在20世纪30年代中期，一位英国科学家，约翰·扎卡里·杨（John Zachary Young），于暑期在MBL工作期间，意识到沿着乌贼身体长度延伸的巨轴突并不含有血细胞，而且它的组织结构类似于周围的小轴突。他提出，这是神经，并与MBL的生理学家一起，包括诺贝尔生理学/医学奖获得者霍尔登·凯弗·哈特兰（Haldan Keffer Hartline），证明了它的确是巨大的神经轴突。当巨轴突产生动作电位时，乌贼全身的肌肉会强烈地收缩，从身体的一端喷水，使其能通过喷射推进而逃逸。巨轴突的存在保证了这些肌肉的快速激活。

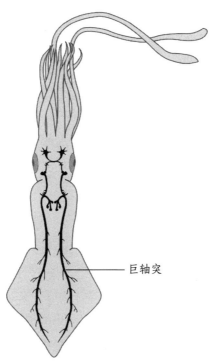

巨轴突

图5.1　乌贼的巨轴突系统。共有三对巨轴突：脑直接支配第一对巨轴突（顶端），第一对再激活第二对位于中间的巨轴突。第二对轴突与第三对之间存在突触联系，后者沿乌贼身体分布。第三对巨轴突由多个神经元轴突融合而组成，是多数生理学实验常用的观察对象。

　　在巨轴突被确认为神经之后，科学家对它展开了深入的研究。在20世纪30年代后期，科学家们采用挤出巨轴突内容物的方法，确认了细胞内的离子以及其他细胞成分，他们发现轴突内的 K^+ 水平高，而 Na^+ 和 Cl^- 含量低。另外一些生理学家将电极插入轴突，测量静息状态的跨膜电压（静息电位）以及动作电位。测量结果证实，K^+ 是静息电位的关键离子，而 Na^+ 是动作电位的关键离子。很快，巨轴突（有可能）被从周围轴突中分离出来，于是又开展了独立轴突的实验，包括用人工溶液灌注轴突以及对轴突离子和其他成分的操控等。

乌贼巨轴突的研究工作主要由英格兰普利茅斯海洋生物研究所的艾伦·霍奇金（Alan Hodgkin）和安德鲁·赫胥黎（Andrew Huxley）在20世纪40年代后期至50年代初期完成。1938年夏天，霍奇金首次在 MBL 开展巨轴突的实验工作，他的合作伙伴是美国科学家肯尼思·科尔（Kenneth Cole），他拥有的先进生理学技术能够保证他们对巨轴突反应的分析。1952年，霍奇金和赫胥黎提供了一种分析乌贼巨轴突静息电位和动作电位的手段，时至今日，这种技术手段仍适用于所有动物包括人类的神经细胞轴突。由于这项工作，霍奇金和赫胥黎在1963年被授予了诺贝尔奖。

乌贼巨轴突仍是已知的最大的单个成熟细胞，因此一直保持着重要的研究价值。每年暑假，无数科学家仍蜂拥前往伍兹霍尔或其他的海洋研究所对它展开研究。现在要解决的问题是穿轴突膜的电压变化如何开放 Na^+ 通道，以及物质沿着轴突内部运输的机制是什么？如果物质沿着轴突的运动仅仅是被动扩散，如第一章所述，那么穿越脊髓运动神经元长达 1 米长的轴突需要15年。因此，轴突应该具有某种特殊的运输机制来加速轴突内部的物质转运。**轴突运输**过程尤其重要，因为不是所有的蛋白都在神经元轴突或轴突末梢合成。轴突结构的保持依赖神经元胞体合成的蛋白质。如果轴突运输被破坏，轴突及其末梢的功能将很快丧失。因此，对轴突运输工作方式的研究一直是相当有趣的，利用 MBL 的先进技术——视频增强显微技术——我们能够观察到乌贼轴突内部的物质运输（即实现了乌贼轴突内物质运输的可视化）。

马赫带和马蹄蟹的眼睛

另外一个在 MBL 被"发现的"尤其有用的海洋无脊椎动物是马蹄蟹，学名*美洲鲎*。从严格意义上讲，鲎不是蟹，而是蜘蛛家族的一员。跟其他节肢动物一样，马蹄蟹有两个突出的复眼。复眼由被称为小眼的感光单元组成，鲎的每个眼睛拥有1200个这样的单元。每个小眼的构成包括15个对光敏感的细胞（感光细胞）以及一个二阶神经元，后者被称为离心细胞，负责收集感光细胞的信息。感光细胞与离心细胞之间通过电突触联系。

当一个光量子被一个感光细胞捕捉时，细胞膜的离子通道开放，Na^+ 进入，细胞去极化。感光细胞电位的反应通过电突触被直接传给离心细胞。离心细胞伸出的轴突，如果发生有效的去极化，将激发动作电位，然后沿着轴突传递。鲎的视神经，从眼睛延伸入脑，构成主要的离心细胞轴突。图5.2显示的是马蹄蟹、复眼以及小眼的纵向断面图（有趣的是，无脊椎动物的感光细胞对光产生的是典型的去极化，而脊椎动物的则是超极化，如第四章所述）。

一个离心细胞轴突反应能产生多少个动作电位，第一个近似

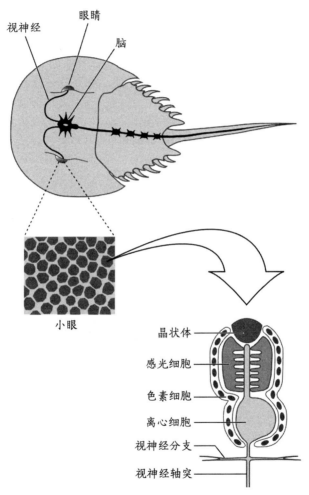

图5.2 马蹄蟹（美洲鲎）及其眼睛。从眼睛发出进入脑的视神经刚好位于壳下，非常容易找到。眼睛由独立单元（小眼）构成，小眼的组成包括晶状体、感光细胞、色素细胞和一个离心细胞，离心细胞发出视神经轴突。

值是感光细胞捕捉的光量子数目。但现实生活的情景更为复杂，这一发现可用心理学现象来解释，即**马赫带**，见于在两个被不同的光强度照射的区域之间的边界。

鲎为什么被用于视觉研究？当时还是大学生的 **H. K.** 哈特兰已经对视觉引导行为产生了兴趣，自从他发现了潮虫的避光行为之后，他的本科研究项目就是分析这一行为。20 世纪 20 年代后期，他在伍兹霍尔的暑期工作是检测几种无脊椎动物的视觉系统，他记录了眼睛发出的单个轴突的（电）活动。其中，马蹄蟹最吸引他的是长视神经，它就在壳的下面，从眼睛一直到前面的大脑（图5.2）。另一个吸引人之处在于该神经相对容易解剖。在大多数神经束中，结缔组织与轴突结合紧密，很难梳理出单独的纤维。鲎则不是这样。通过解剖来分离单根视神经纤维很简单，学生们都能完成此操作（图5.3）。鲎的视神经记录一直是生物和神经生物学课程中令人喜欢的实验经历。

哈特兰的记录是视觉系统的第一次单细胞记录。他首先检测了单个轴突对光刺激的反应，然后发现该反应与人类视觉系统的许多特征类似。例如，如果采用短闪光（短于1秒），他所记录到的反应严格取决于有多少光量子作用于眼睛。因此，只要闪光包含的光量子数相同，强度和持续时间相互改变的闪光所引起的轴突反应就相同。该现象被认为是布洛赫定律（Bloch's law），在人类是已知的，即如果短而强烈的闪光和长而暗的闪光包含有相同数量的光量子，那么二者看起来是一样的。这些数据提示，马蹄蟹的眼睛可以解释人眼功能的多个方面。

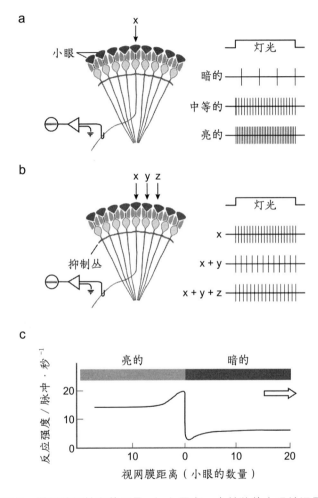

图5.3 鲨视神经轴突的记录。（a）照亮一个单独的小眼并记录该小眼发出的视神经轴突活动水平，发现活动水平严格依赖于光的强度。暗光引起弱的反应，亮光则引起活跃的反应。（b）刺激一个以上的小眼，并记录单个视神经轴突活动，发现活动水平不仅取决于光的强度，还与抑制丛介导的侧抑制作用相关。X+Y 小眼的同时光照将降低单独

由 X 光照所产生的活动，原因在于 Y 对 X 的侧抑制作用。除了 X 和 Y，如果再加上 Z，又能引起对 Y 的抑制，从而部分减轻 Y 对 X 的抑制作用。此时，X 光照所记录的视神经活动水平将增高。(c)兴奋性和抑制性影响的相互作用突出体现在亮光和暗光之间的边界对比度。与边界稍远距离的活动相比，沿边界亮面的一侧表现出活动增强，而沿暗面一侧则活动较低。

　　哈特兰在20世纪30年代开始他的记录工作，在这之后的许多年，他一直认为小眼是完全独立的单元，它们之间没有相互作用。某一天，当他正在记录一根视神经纤维并只刺激了发出该神经纤维的小眼时，他注意到当房间灯光打开时，记录的神经元活动下降。然而当房间的灯开着时，应该有更多的光照射到眼睛上，因此这一现象令人困惑。更多的光照射到眼睛上应该增强活动，而不是减弱它。一个可能的解释是，记录小眼周围的小眼被灯光照亮，从而抑制该小眼所记录到的活动。最后，这个假设被认为是正确的。哈特兰和他的同事弗洛伊德·拉特利夫（Floyd Ratliff）证实了所记录小眼周围的光照能降低该小眼的活动。他们称这种现象是*侧抑制*，现在已被证实存在于所有的视觉系统中。

　　那么这种现象在视觉加工中的意义是什么？在20世纪50年代后期和60年代，哈特兰和拉特利夫广泛分析了马蹄蟹眼睛的侧抑制现象，详细地阐述了它的作用。抑制作用由离心细胞轴突的细小分支来介导，分支位于小眼发出轴突的近端（不远处）（图5.3）。这些分支横向延伸，并与邻近的离心细胞轴突建立突触联系。抑制作用是相互的，某一轴突可抑制周围的轴突，同时它也被周围的轴突所抑制。

图 5.3 阐述了兴奋和侧抑制对离心细胞轴突反应的影响。简易的线钩电极用来记录小眼 X 的轴突活动。如果小眼 X 被单独光照，单位时间内产生的动作电位数量依赖于小眼的光照强度（图 5.3a）。暗光激发了较少的动作电位，强光则激发了更多的动作电位。另一方面，如果小眼 X 的光照强度保持恒定，则小眼 Y 的照射会降低小眼 X 轴突的发放频率（图 5.3b）。这就是侧抑制作用。离心细胞轴突间的侧抑制强度取决于相互作用的单元的激活程度，以及单元之间的距离；光照越强，抑制作用越强；近距离的抑制作用强于远距离的。这种侧抑制网络被进一步的研究工作证实，即第三只小眼 Z 照射的影响。Z 的照射抑制 Y 的活动，而这导致 Y 对 X 抑制作用的降低，也被称为**去抑制**。侧抑制、交互抑制以及去抑制在视觉系统中的意义是什么？哈特兰和拉特利夫有力地证实，这些相互作用能增强边缘或者边界的对比度（图 5.3c）。如果一束光被投射到小眼阵列上，沿着明暗边界亮边的离心细胞的轴突要比远离边缘的细胞轴突兴奋；相反，暗边附近的轴突的兴奋性弱于远处的神经元。这一现象的原因在于，位于暗边附近的明亮侧离心细胞的轴突接受的侧抑制作用较弱（由于它附近是暗光刺激）；相反，较暗侧的离心细胞轴突被边界的亮光刺激强烈地抑制。换言之，毗邻边界的轴突的抑制现象比远处的轴突更加明显（无论是增强还是减弱）。由于兴奋与抑制效应之间存在交互作用，邻近明暗边界的轴突活动的差异比远离

边界的轴突显著。侧抑制以这样的方式来"规划"轴突的信号，即通过边界来增强强度差异。

一位奥地利物理学家和心理学家恩斯特·马赫（Ernst Mach）在100年前已经认识到人类视觉系统存在类似的边界增强现象。这就是马赫带现象，它指的是从左到右逐渐增加强度的条带。尽管每个条带的强度从一边到另一边是相同的，但看起来，在与另一个较暗条带邻近的边界处更亮，而在与较亮条带邻近的边界处更暗（图5.4）。对于人类和脊椎动物的眼睛，马赫带现象源于视网膜远端的侧（抑制）和交互作用（交互抑制）。脊椎动物眼睛的解剖不同于鲨，却可以观察到相同的基础生理学现象；远端的感光细胞抑制中央感光细胞的输出。在脊椎动物的视网膜上，侧抑制是由一类独立的细胞（水平细胞）来介导的。

图5.4　马赫带现象。尽管每个正方形的反射强度从一个边到另一个边是恒定的，但每个正方形与一个更暗的正方形交界的部分看起来都更亮，而与一个更亮的正方形交界的部分更暗。马赫带现象突出了系列条带之间的强度差异。如果两个条带之间的交界被铅笔或其他细的物体遮挡，与条带边界清楚的时候相比，相邻条带的强度看起来更为相似。

学习、记忆和海蜗牛

20世纪六七十年代，以无脊椎动物为研究对象来揭示神经生物学机制的研究工作是由埃里克·坎德尔（Eric Kandel）和詹姆斯·施瓦兹（James Schwartz）等人合作完成的，最初是在美国纽约大学，然后是在美国哥伦比亚大学内科与外科医学院开展实验的。他们以海蜗牛——*加利福尼亚海兔*——作为实验对象，分析了学习和记忆的两种基本形式：习惯化和敏感化。他们的研究结果对我们关于学习和记忆机制的认识产生了深远影响。

海兔是一种相当不吸引人的动物；它大概有25厘米长，盛产于温暖海岸线的潮汐池。它属于软体动物，没有外壳的封闭，浮在水面附近，以海草为生。当受到干扰时，它会分泌并喷出深紫色的墨汁。

为什么神经生物学家会被这种海洋生物所吸引？海兔具备几个重要的特征。第一个，海兔的许多细胞都非常大，直径0.8～1毫米，因此做神经元记录会相对容易。这些大神经细胞的发现可以追溯到一个世纪以前研究无脊椎动物的组织学家的工作。其次，与其他无脊椎动物一样，海兔的神经系统沿着身体分布，而不是集中在头部。这些动物拥有成对的神经节，聚集神经细胞，完成对行为的控制。不同的神经节控制不同的行为，如摄食、逃避反应以及游泳等。神经节的神经元数量比较少，大概1000～2000个，因此有可能在一个独立的神经节内记录多个神经元，明确细胞的功能，并探讨细胞间是如何相互联系的。

当生理学家最初开始在无脊椎动物的神经节上记录时，他们发现，执行相同功能的神经细胞位于神经节的同一个位置，而且所有动物的结果都是一样的。据此，实验人员可以构建不同神经节内神经元的识别图谱，这极大地推动了研究工作的进展。如果你想研究特殊的细胞类型，可靠的数据和图表会给你提供具体的信息，包括这些细胞位于哪个神经节，以及它们在神经节的详细位置。坎德尔及其同事充分利用了这一优势，探讨了海兔缩鳃反射的行为及其神经回路。

图5.5显示的是海兔表面的肉质覆盖物，即疣足，将其分开以暴露出鳃，分别是侧面观和俯视观。鳃的基底部上方是外套膜，是一层保护膜；与外套膜相连的是喷水管，构成外套膜的肉质延伸。当外套膜或喷水管被触碰时，鳃快速缩到外套膜下（即消失）以实现自我保护。在几秒内，鳃会重新出现，但当再次触碰外套膜或喷水管时，它又会再次消失。如果刺激持续存在，鳃将持续收缩，但是重复刺激所引起的缩鳃反射将越来越弱。在间隔1 ~ 3分钟地连续4次刺激后，海兔的缩鳃反射仅为最初的一半。如果刺激连续呈现10次，间隔30秒到几分钟，缩鳃反射将低于第一次刺激的30%。这种由重复刺激引起的强度降低被称为习惯化。

通过一种简单的方式，我们可以开展对缩鳃反射程度的量化研究，即在鳃的下面放置一个光电池，它可点亮上方的实验装备。当发生缩鳃反射时，随着光电池暴露部分增大，它的输出也随之增强。图5.6显示了对缩鳃反射习惯化的记录。如果外套膜接受

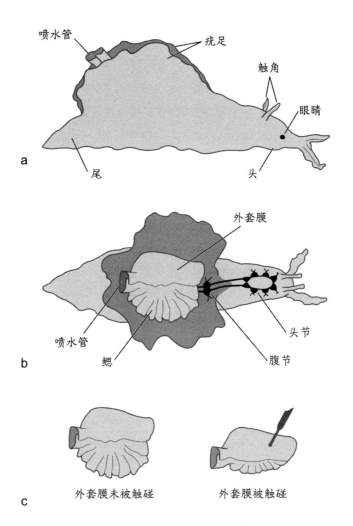

图5.5 加利福尼亚海兔，侧面观。（a）当疣足被分开时，自上而下看动物；（b）海兔的鳃，位于外套膜下面，当外套膜或喷水管被触碰时发生收缩；（c）海兔的缩鳃反射由腹部神经节的神经元控制，腹部神经节的位置如 b 所示。

10次刺激后没有其他的刺激，那么反应将在大约2小时内恢复。

缩鳃反射的第二种变式是**敏感化**，发生于头或尾部受到一个强刺激（如针刺）的情况。在敏感化状态，缩鳃反射比非敏感状态出现得更快、更强、持续时间更长。缩鳃反射敏感化的恢复需要几分钟到几小时，取决于敏感化程度。

海兔的习惯化和敏感化有一个有趣的特征，即如果训练刺激的程序是每天连续10次的习惯化或敏感化刺激，持续4～5天，

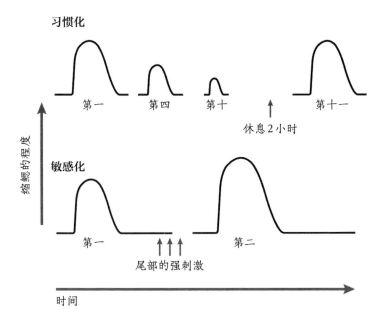

图5.6　缩鳃反射的习惯化和敏感化。重复触碰外套膜可导致缩鳃反射的快速习惯化，即反射程度的显著降低。恢复反射需要2小时或以上。尾部的强烈刺激可显著增强缩鳃反射的程度，引起快速的敏感化反应。

则诱导的习惯化和敏感化现象可持续数周存在。同样，习惯化或敏感化也有可能保持几个月。因此，这些现象可以代表神经介导反应的长久变化，从而提供一个学习和记忆的基本模型。更为有趣的是，习惯化和敏感化可以是短期的（持续几小时）或者长期的（持续数周），同样有大量证据证实我们和其他许多动物都存在两种记忆，即短时记忆和长时记忆。在我们经历某些事情之后，我们马上会记住它们，但是这些最初的记忆非常不牢固。头部的一次撞击或者仅仅是注意力的分散就可能使人们忘记了刚发生的事件或者刚刚获得的信息，比如电话号码。车祸的经历者通常不能想起事故本身或者事故发生前 10 ～ 15 分钟发生了什么。夺走了戴安娜王妃性命的那场车祸的幸存者就表现出了这种遗忘。他无法记起车祸本身及其之前短时间内的事件，但他能回忆起当天晚上更早发生的事情。对于记忆而言，只有过了一段时间（15 分钟左右），记忆才开始变得稳定，更加难以消除。一个观点是短期记忆反映了正在进行的神经活动，而长期记忆反映了脑内的结构变化——建立新的突触联系或者原有突触的结构改变。

海兔的缩鳃反射是由单个神经节即腹神经节调控的，它有1500 个神经元。通过有序地逐个对神经元的活动进行记录，坎德尔及其同事确认了神经节内参与基础反射的 35 个神经元。其中有 24 个感觉神经元在外套膜或喷水管被触碰时被激活了。6 个运动神经元的激活可促使缩鳃反射的发生。运动神经元控制肌肉从而影响缩鳃反射。还有 3 个是中间神经元，它们的分支仅限于该神经节内。中间神经元接收感觉神经元的突触传入并与运动神经元存在突触联系。此外，感觉神经元与运动神经元之间也存在直接的突触联系。

由于缩鳃反射完全受腹神经节调控，该神经节位于鳃的前面、动物的腹部，因此有可能将此神经节从海兔身体上分离，然后在一个小碟内培养，研究反射的神经回路。对进入神经节的轴突施予的电刺激可以激活感觉神经元；通过记录运动神经元离开神经节的轴突，可以监测运动神经元的输出情况。分离的神经节甚至被证实存在习惯化现象。如果进入的感觉神经元轴突被反复刺激，运动神经元输出将减弱，类似于外套膜或喷水管被反复触摸所引起的缩鳃反射弱化。图5.7显示了神经回路和实验装置的简化版。

那么是什么导致了习惯化？由于敲除与运动神经元间有突触联系的中间神经元几乎不影响习惯化，坎德尔及其同事重点关注了感觉神经元与运动神经元之间的突触联系。他们发现了一个特殊的突触，当感觉神经元被反复刺激时，这个突触释放的神经递质越来越少。运动神经元输出的下降可以用感觉神经元与运动神经元间的突触改变来解释。这种变化就是继发于感觉神经元反复刺激的神经递质释放的减少。这是一个极其重要（卓越）的发现，动物的行为改变可被定位在某个单组突触。那么引起感觉末梢释放神经递质减少的原因是什么？它的机制尚未完全阐明，但负责神经递质释放的 Ca^{2+} 离子似乎参与了这一过程。

敏感化也由单独的腹神经节调控。对敏感化现象的分析揭示了相似但更加清晰的结果。在理解单独的腹神经元如何被敏感化

之前，我们首先应该知道头和尾的输入是如何与缩鳃反射的神经
回路相互作用的。头和尾的感觉输入作用到腹神经节内的中间神

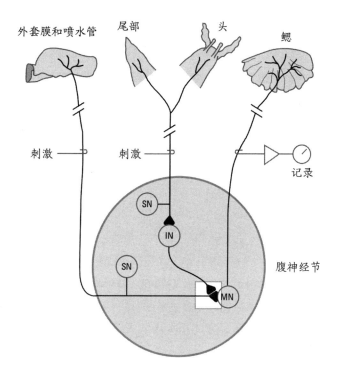

图5.7　缩鳃反射的习惯化和敏感化的神经回路的简化版。来自外套膜
和喷水管的感觉神经元（sensory neuron, SN）与支配鳃的运动神经元
（motor neuron, MN）之间存在突触联系。头和尾部的感觉神经元与中
间神经元（interneuron, IN）间存在突触联系，而 IN 又与外套膜或喷
水管的感觉神经元末梢有突触联系。因此外套膜和喷水管的感觉神经
元的刺激可激活中间神经元。图中没有显示中间神经元与运动神经元
之间直接的突触联系，因为它们在习惯化中没有发挥显著作用。

经元，通过后者与感觉神经末梢之间的突触联系。这些中间神经元形成了所谓的突触前突触，即一组末梢突触与另外一组建立联系。神经回路如图5.7所示。

基于此，实验人员（强烈地）刺激头或尾的感觉轴突，增加了感觉神经末梢神经递质的释放。由此，他们再次证实了反射的调整取决于一组突触，确切地说，是同一组突触，同样都是神经递质释放量的变化，只不过是释放量的增加而不是减少。

详细的研究揭示了上述神经递质的变化过程，图5.8是对这一过程的简单总结。中间神经元末梢释放5-羟色胺作用于感觉神经元末梢，5-羟色胺对感觉神经末梢发挥经典的神经调节作用：释放的5-羟色胺激活膜上受体，该受体通过G-蛋白与腺苷酸环化酶连接。因此引发酶的激活，以及继发的第二信使——cAMP——激活蛋白激酶，最终导致神经末梢膜上的离子（K^+）通道磷酸化。

该离子通道磷酸化的结果是，当动作电位到达感觉神经元的轴突时，神经末梢的膜电位能在较长时间内保持更为正性的状态（去极化）。原因在于 K^+ 离子通道磷酸化可降低它们允许 K^+ 穿膜的能力，因此由 K^+ 离开末梢所导致的膜复极化会变慢（参见第二章）。伴随着去极化的延长，更多的 Ca^{2+} 进入末梢并促进神经递质的释放。这些结果帮助我们从分子和离子水平理解缩鳃反射是如何发生的。

以上阐述的是短期习惯化和敏感化的相关内容。它们都取决于感觉神经末梢释放的神经递质的变化。那么长期的习惯化和敏

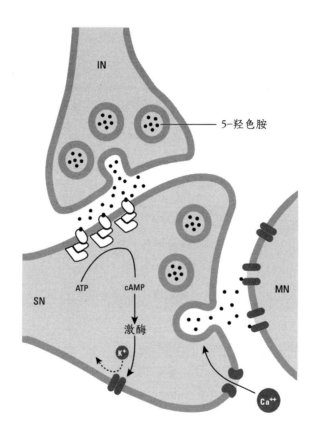

图5.8 引起敏感化的突触相互作用的总结图。中间神经元末梢释放的
5-羟色胺激活感觉神经末梢膜上的受体,该受体通过 G-蛋白与腺苷酸
环化酶相连,此酶的作用是将 ATP 转化为 cAMP。cAMP 激活的激酶引起
感觉神经元末梢膜上的 K⁺ 离子通道磷酸化,然后通道关闭。通道关闭
导致末梢激活状态延长,此外由于更多的突触囊泡与膜融合,神经递质
从感觉神经末梢的释放也随之增多。随着神经递质释放的增多,运动
神经元的反应随之增大,最终表现为缩鳃反射的增强。

感化呢？是否有其他因素参与？长期习惯化和敏感化的研究起于解剖学的工作。神经节内的感觉神经元被注入一种物质，它充满整个细胞后，研究者能在电子显微镜下观察到感觉神经元轴突及其末梢。利用此技术的一个重大发现是，与对照组相比，长期习惯化和长期敏感化动物的感觉神经末梢都是不同的。长期习惯化动物的末梢较少，长期敏感化动物的末梢较多，因此感觉与运动神经元之间的突触联系在长期习惯化动物中较少，而在长期敏感化动物中较多（与对照组动物相比）。单个突触的某些方面也表现出了类似的变化，包括每个突触的大小以及突触内囊泡的数量。这些发现指出，长期的习惯化和敏感化能引起神经元和突触的结构改变。结构改变意味着神经元内出现新的蛋白质合成或降解，或者说是基因的开放或者关闭。令人信服的证据是神经细胞或其他细胞内的激酶能够改变蛋白质的合成和降解，以及基因的激活和失活。

　　对海兔的一系列研究为一个早期的观点提供了实验性支持，即短时记忆反映了正在进行的神经过程的变化，而长时记忆则是神经结构的改变。海兔模型很好地解释了这些变化可能会带来什么以及如何产生。在人类中，海马体对于短时记忆的巩固是必要的。（双侧）海马体被破坏（两个海马体分别位于大脑的左右半球）的个体无法回忆起几分钟之前发生的事情。有关海马体作用机制的许多研究发现，当对海马体的刺激引起长期的生理变化时，海马体的作用机制类似于海兔腹神经节的机制。

行为遗传学：果蝇和昼夜节律

许多生物过程，包括行为，是受机体内部的生物钟或者说昼夜节律调控的。有关昼夜节律的最熟悉的例子是睡眠。大鼠作为夜间活动的动物，在白天睡觉，夜晚活动。如果它们的昼夜节律被打乱，那么无论是白天还是夜晚，大鼠都会表现出短暂的睡眠。有一个典型的例子可以说明昼夜节律对人类睡眠行为的重要性，即乘飞机进行跨几时区旅行。特别是，如果去世界各地旅游，我们通常在晚上的大部分时间里是清醒的，然后白天睡觉。我们会逐渐地调整适应新的时区，但是倒时差的过程是十分难受的。而且我们回家后还要再经历一次时差的调整。

在20世纪70年代，加州理工学院的西摩·本泽尔（Seymour Benzer）及其同事最初以果蝇为研究对象，开展了关于生物节律如何产生的研究工作。本泽尔是一位遗传学家，他利用一种化学物质来诱发果蝇（黑腹果蝇）单个基因的突变。典型的昼夜节律周期是24小时，本泽尔及其同事发现，有些果蝇突变型的昼夜循环超过24小时，有些则缩短了，还有的突变型根本没有节律，统称为节律失常。研究证实，上述节律失常源于一个基因的突变。这个被称为周期（或 per）的基因可以编码一种新的蛋白质。特别值得注意的是，per mRNA 和 per 蛋白的合成和积聚在节律变短和变长的突变型中是不同的；短节律突变型的 per mRNA 和 per 蛋白的合成和积聚变得更快，而长节律的则变得更慢。

当时的观点认为 per 蛋白通过负反馈回路控制 per 基因的表达。节律失常突变型生成一种缺陷蛋白，使得 per 基因处于永久激活状态。而节律产生（调控）的关键因素是适当的时间常量，指的是在负反馈发生前，用于合成和降解 mRNA 及蛋白质并充分构建蛋白质的时间。正常动物拥有满足上述需求的时间常量，但突变动物没有。

随后开展的研究发现，尽管这些早期的想法基本是正确的，但昼夜节律的分子机制比上面提及的简单描述复杂得多。图5.9包含了许多最近的研究结果，但在某种程度上也是过于简化的。研究发现，per 蛋白要实现它对 per 基因表达的抑制作用，必须首先与另外一种蛋白（tim 蛋白）形成二聚体。随后这一复合物移入细胞核，抑制另外一种包含两类蛋白质——clk 和 cyc——的二聚体的活性。clk-cyc 二聚体与 per 和 tim 基因的启动子区相互作用，发挥激活作用，并引起胞浆内 per 和 tim mRNA 及蛋白的变大和积聚。当 per 和 tim 蛋白积聚足够多时，它们会形成二聚体，转入细胞核，然后抑制 clk 和 cyc 的活性。这将导致 per 和 tim 蛋白减少，最终降低 per-tim 二聚体的水平。于是，clk-cyc 二聚体的抑制被解除，继而重新开始激活 per 和 tim 基因。per 和 tim 蛋白缓慢积聚的时间即是多数动物的昼夜节律时间——24小时。

图5.9还指出了生物钟的另外两个特征。第一，clk-cyc 二聚体也能激活其他基因，从而解释了各种生物钟控制蛋白的昼夜节律调节。第二，光线能通过一种被称为隐花色素（cry）的蛋白而重新设置生物钟，该蛋白可促进 tim 蛋白的转化。tim 蛋白发挥

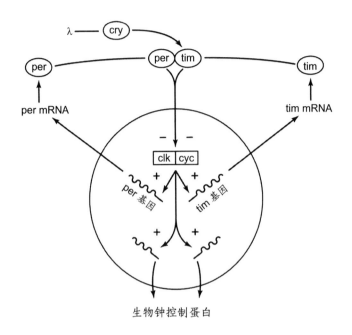

图5.9 果蝇昼夜节律产生的负反馈回路的总结图。转录因子 clk 和 cyc 激活 per 和 tim 基因的启动子区,从而导致胞浆内 per 和 tim 的 mRNA 和蛋白积聚。当蛋白水平足够高时,per 和 tim 的蛋白形成二聚体,转入细胞核,抑制 clk-cyc 蛋白二聚体复合物的活性,从而降低 per 和 tim mRNA 和蛋白的水平。clk-cyc 复合物也可作用于其他编码生物钟控制蛋白的基因启动子区。最后,光线能激活 cry,促进 tim 和 per 转化,诱发生物钟的重置。

稳定 per 蛋白的作用。当 tim 蛋白水平下降时,per 蛋白也随之减少,因此生物钟被重新设置。Per、tim、clk 和 cyc 的同源基因已经被发现存在于许多物种中,包括哺乳类动物。目前的观点认为，果蝇的生物钟机制适用于自然界中普遍存在的昼夜节律现象。2017年的诺贝尔奖被授予了本泽尔的追随者们（弟子），他们发现了生物钟的具体的分子机制，遗憾的是，这位果蝇行为遗传学研究的先锋于2007年便去世了。

本章的上述内容似乎提示，只有无脊椎动物才能帮助我们深入了解行为的神经机制。但事实远远不是这样。实际上，我们对行为神经机制的认识主要来自脊椎动物研究，神经科学家常用的研究对象主要是小鼠和猴子（分别是啮齿类和灵长类动物）。当然，神经科学家也会研究比较简单（低级）的脊椎动物，如鱼或者青蛙，观察它们的神经机制，以及定义明确的或比较简单的神经系统。我本人研究的是脊椎动物的视网膜，在胚胎发育过程中脑转移至眼睛的一部分结构。这些动物的组织和结构非常清楚。某些脊椎动物，如美洲蝾螈，与乌贼类似，拥有巨大的便于记录的神经元。此外，与果蝇一样，斑马鱼也很容易被诱发基因突变，有些突变型可以帮助我们了解脊椎动物的某种行为。也就是说，科学家们充分利用各种动物的优势，竭尽所能地认识脑。由于神经生物学机制在所有物种中都是类似的，开展多种动物的研究工作将是行之有效的。我们的最终目的是充分了解人脑的神经生物学机制。

第 六 章

脊椎动物的脑

··

　　克里斯蒂娜27岁，是一位高大健壮的年轻女士，热爱曲棍球和骑术，自信、强壮、身心健康。她有两个孩子，其工作是在家里做计算机程序员。她的生活积极而充实，几乎从不生病。让她吃惊的是，在一次腹部疼痛之后，她被发现有胆结石，医生建议她做胆囊切除手术。

　　她在手术前3天入院，开始服用预防细菌感染的抗生素。

　　在手术的前一天，克里斯蒂娜做了一个怪异的、令人紧张和不安的梦。在梦中，她剧烈地摇晃着，脚步不稳，几乎感觉不到脚下的地面，几乎感觉不到手中的任何东西，手来回摆动，捡到的东西不断掉下来。

　　她为此深感忧虑，并就此事咨询精神科医生。"术前焦虑。"医生说道："非常常见，我们总能遇到。"

　　但是，在那天的晚些时候，梦变成了现实。克里斯蒂娜确实发现自己站立不稳，笨拙地乱摆乱动，手里拿不住东西。

　　手术的当天，克里斯蒂娜的状况更糟糕了。她根本无法站立，除非盯着自己的脚。她的手拿不了任何东西，它们"不在状态"，除非她一直用眼睛看着它们。当她伸手去拿东西或者想要自己吃饭时，她的手会错过目标，就好像失去了基本的控制或协调能力一样。

她甚至连坐都坐不起来。她的脸上面无表情，肌肉松弛，下巴张开，就连声音也发不出来。

"可怕的事情"发生了，她用一种阴沉的声音咕哝着，"我感觉不到我的身体，一种奇怪的无体感觉"。

——节选自 Oliver Sacks《错把妻子当帽子》(*The Man Who Mistook his Wife for a Hat*，New York，NY：Harper and Row，1970)

克里斯蒂娜丧失了所有的位置觉——来自肌肉、关节和肌腱的感觉信息将躯干和四肢的状态包括位置觉传达至脑。这种信息被称为本体感觉，大多是无意识的。我们通常感觉不到这种来自躯干和四肢的感觉传入，但是它对于脑"感觉"躯体来说是必要的。正如克里斯蒂娜所指出的，"我丢失了我的胳膊。我以为（觉得）它们应该在某一个地方，但我发现它们在另外一个地方。"

克里斯蒂娜的脊髓和脑内传导本体感觉的神经轴突发生了某种非常特异性和选择性的炎症。几天之后，炎症逐渐消退，但轴突没能恢复。克里斯蒂娜丧失了几乎所有的本体感觉。然而，克里斯蒂娜逐渐学会了应对这种缺陷，她可以借助眼睛和耳朵来控制运动，追踪肢体的轨迹并调整讲话。这是一个极度缓慢的过程。她花了将近1年的时间才出院，重新回家，重新开始自己的程序员工作。她仍然无法像正常人一样，但已经学会了代偿。她感觉怎么样？她很难描述自己的状态，除非借助其他的感官。"我感觉我的身体本身又盲又聋，本身没有任何感觉。"

在脊椎动物中，神经系统被分为两个部分：（1）中枢神经系统，包括脑和脊髓；（2）周围神经系统，包括位于脑和脊髓之外的所有神经和神经细胞。周围神经系统主要由感觉神经元和运动神经元的轴突构成。运动神经元的轴突将中枢神经系统的指令传递给头、脸、四肢和躯干的肌肉，完成有目的性的运动和行动。感觉神经元将来自各种特化感受器的信息传递给中枢神经系统，帮助大脑感知身体的其他部位和外部世界的信息。所有的感觉信息（包括本体感觉信息）进入脑时，我们是意识不到的。如果没有本体感觉信息的传入，脑将孤立于身体的其他部分，正如克里斯蒂娜所经历的。

尽管中枢和外周神经系统的神经机制几乎是相同的，但哺乳动物的中枢和外周的胶质细胞有着显著的不同，这对我们有着重要的影响。在外周神经系统，围绕在神经元轴突外面形成髓鞘结构的胶质细胞是*雪旺氏细胞*，以他的发现者希欧多尔·雪旺（Theodore Schwann）命名。他最著名的理论是在1839年宣布所有动物都是由细胞构成的。而在中枢神经系统，构成髓鞘的胶质细胞是*少突胶质细胞*。为什么说胶质细胞的差异对于神经元轴突切除或损伤后的再生很重要？外周神经系统的轴突是能再生的，而哺乳动物中枢神经系统的轴突不能，这种差异与轴突外面的胶质细胞有关。

如果由周围神经系统控制的肢体或者身体的其他部分被切断，通过外科手术重新连接，其功能和感觉能有显著的恢复。虽然过程缓慢，可能需要数月，但是感觉和运动神经元最终会再生，重新建立适当的连接。相反，中枢神经系统的轴突在受伤或被切除后不能再生。最好的例子是脊髓损伤即神经细胞轴突的切断或粉碎。患者表现出受伤平面以下的瘫痪和感觉丧失，而且这种情况是永久性的。患者将永远不能走路；如果脊髓损伤发生在颈部以下，那么他的上肢的功能也将丧失，也可能需要辅助呼吸和呼吸器才能维持生命。演员克里斯托弗·里夫斯（Christopher Reeves）就是一个悲惨的例子，他的脊髓在一次骑马事故中被压碎了。

蒙特利尔的艾伯特·阿瓜约（Albert Aguayo）及其同事已经证实，如果将切断的中枢轴突与雪旺氏细胞连接，它们也会再生。实验人员从动物腿上或外周神经系统的其他部位切下一根神经，这将促使该神经轴突的退化。随后，研究者将剩下的雪旺氏细胞围绕在另一根切断的神经周围，如来自中枢神经系统的视神经。结果发现，视神经的一部分轴突出现再生并重新支配脑的一部分，甚至恢复了部分视力。该发现的重要性在于指出了脊髓和脑损伤的治疗是有可能实现的。

那么为什么雪旺氏细胞允许轴突再生，而少突胶质细胞不能呢？原因尚不清楚。目前有两个理论正在接受检验，这两个理论彼此并不矛盾。一个假设是，雪旺氏细胞可释放一种或几种物质来促进轴突再生；另一个假设是，少突胶质细胞释放某种因子来抑制轴突再生。两种理论都有支持证据，两种假设都可能成立。

中枢神经系统的轴突再生现象存在于冷血脊椎动物中，而对哺乳动物和非哺乳动物少突胶质细胞的比较研究将为胶质细胞的影响因素提供更多的线索。关键性和令人惊讶的结论是，轴突再生是由胶质细胞调控的，而不是由神经元本身调控的。

中枢神经系统

图6.1是人类中枢神经系统（脑和脊髓）背面观的绘图。脊髓位于椎管内，而脑位于颅骨内。不同于大多数无脊椎动物沿身体分布的神经系统，脊椎动物的神经系统是高度中枢化的，比如我们自己。对于我们而言，所有的神经系统高级功能（如运动发起、感知、学习、记忆以及意识等）都是在脑内完成的。相反，脊髓的主要功能只是简单的反射，如膝跳反射，膝盖下面的敲击所引起的小腿踢出的反射就是由脊髓介导的；有节奏的运动（如走路或抓挠）的神经回路也位于脊髓；脊髓本身也是感觉信息从外周传递到脑以及运动信息从脑传到脊髓运动神经元的传导通道。

如图6.1所示，脊髓发出的神经束有30对，包含感觉神经元以及运动神经元的轴突。身体的感觉信息通过这些神经的轴突进入脊髓，到达肌肉的运动信息则通过这些神经的另外一部分轴突来完成。脊髓发出的每对脊神经的左侧部分负责左侧躯体，而右侧部分则负责右侧躯体。进入脊髓的多数感觉信息被称为**躯体感觉**，传达的信息包括来自皮肤以及躯干和四肢深部组织的触觉、温度觉、压觉、痛觉的感受器。除了30对脊神经以外，还有12对

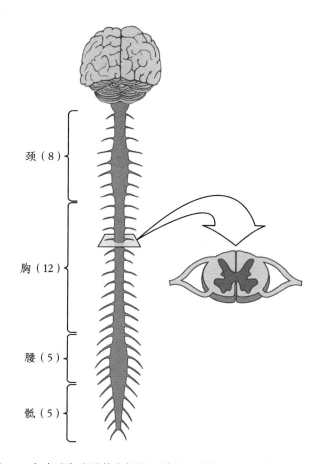

颈（8）

胸（12）

腰（5）

骶（5）

图6.1　包含脑和脊髓的中枢神经系统。脊髓发出成对的轴突束，共30对，将感觉信息传入脊髓并将运动信息从脊髓传出至肌肉。这些神经束沿着脊髓被分为4个部分：颈、胸、腰、骶。图中括号里显示的数字是每个部分发出的神经束数量（有多少对）。图右侧显示的是胸部脊髓的横断面。

直接进入脑的神经。这些脑神经传达的是与头部相关的感觉和运动信息，其中3对传达视觉、听觉和嗅觉的感觉信息，3对控制眼球运动，4对属于感觉和运动混合的神经，支配面部、舌头、颈部和下颌。最后2对脑神经支配内部器官，如心脏、肺和消化系统等。

脊 髓

图6.2描绘的是脊髓的横切面。脊髓内部的蝴蝶型区域呈现灰色，明显不同于周围区域，被称为**灰质**。这部分区域主要是神经元胞体和树突的聚集，突触也主要存在于此。灰质的周围是白色区域，被称为**白质**，包含的是脊髓内上行和下行的轴突束。轴突束看起来白色发亮，因为外面有髓鞘包裹。

感觉信息从脊髓背部（即后面）进入，而运动信息则从腹面（即前面）离开脊髓。感觉神经元的胞体聚集形成的神经节（脊神经节），就位于脊髓的外面。进入脊髓的感觉神经元轴突要完成以下三个工作：沿脊髓上行，将感觉信息传导至更高位的脊髓节段或者脑；与灰质内中间神经元建立突触联系；直接与灰质内的运动神经元建立突触联系。

当某个感觉神经元轴突直接支配某个运动神经元时，如图6.2所示，就形成了简单的反射回路（反射弧）。感觉神经元直接激活一个运动神经元，导致某种不依赖神经系统其他部分的行为。膝跳反射就是这样的反射，一个突触的反射被称为**单突触反**

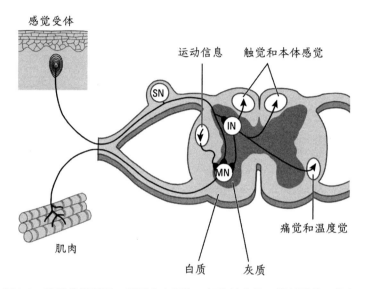

图6.2 脊髓的横断面。脊髓内上行和下行的轴突位于横断面外周的白质。而神经元、树突和突触位于中间的灰质。感觉信息从脊髓背部进入,感觉神经元可与中间神经元或直接与运动神经元建立突触联系。后者则是完成简单的单突触反射的基础。运动神经元轴突从脊髓腹侧离开,支配肌肉。感觉信息通过中间神经元的轴突,沿着脊髓向上传递。根据它们所携带的感觉信息,这些感觉神经元轴突在白质内以特异性通路进行传导。中间神经元可支配运动神经元,运动神经元也可接收在脊髓内下行的轴突的输入(如图的左侧所示)。为了简化,脊髓的信息进入和离开只在(图的)一侧显示,中间神经元显示有多个轴突。

射。如果反射涉及中间神经元,那么肯定是多突触的。事实上,即使是膝跳反射也涉及中间神经元,它们的作用是抑制与膝跳反射激活相反的肌肉活动。反射弧可以相当复杂,涉及脊髓的多个水平以及脊髓内的多个中间神经元。

　　根据它们是感觉神经元轴突或者运动轴突，或者它们所传导的感觉信息类型，脊髓内上下行的轴突被分为各自独立的传导束。传导痛觉和温度觉的轴突位于脊髓的一个区域，而触觉在另一个区域，以此类推。运动轴突也是独立的，在与感觉区相分隔的区域下行，如图6.2所示。

　　脊椎动物神经系统的一个奇特的特征是多数感觉信息在脊髓内上行的位置是在它们进入脊髓时位置（左侧或右侧）的对侧，最终也是到达对侧脑。因此，左侧躯体信息的加工主要是在右侧脑完成的，反之亦然。运动信息也是如此。右侧脑控制左侧躯体的运动，反之亦然。为什么一侧脑控制对侧躯体？这个问题至今无法解释。结果就是，一侧脑或脊髓的损伤影响的是对侧躯体的感觉和运动：左侧脑中风导致右侧躯体瘫痪，反之亦然。

　　目前所描述的在脊髓内上行的感觉信息都属于意识性信息，即我们能感知它们。它们将到达有意识知觉的大脑区域。脊髓也同样能上传我们不能意识到的感觉信息。这些感觉信息来自肌肉、关节和肌腱，这对于高效协调的运动非常重要，对于维持适当的脑功能也是必要的。它们提供给脑的信息是躯体所处的位置以及状态。例如，肌肉收缩的程度可以被传递给脑，但是我们并没有意识到这种感觉信息，它是在我们的无意识状态下完成的。这种信息被称为"本体感觉"，该单词 proprioceptive 取自拉丁文的 propius，意思是"自己的"。本体感觉丧失的病人会表现出严重的病状，如同本章开始所提及的克里斯蒂娜。

　　本体感觉在脊髓背部上传。在梅毒的晚期，这些传导束将出现部分退化，症状典型的患者会表现出夸张的动作，比如走路时高抬脚等。幸运的是，随着抗生素的出现，如今这种退化非常罕见。但在20世纪50年代，当我还是医学院学生的时候，表现出继发于这种退化的特征性步态的患者并不少见。

脊髓相关的另一种退化现已不是问题，至少在发达国家是这样，这就是脊髓灰质炎。脊髓灰质炎病毒会侵入脊髓前角的运动神经元，并破坏它们，导致这些神经元所控制的肌肉瘫痪。躯干和四肢的所有肌肉都由脊髓的运动神经元控制。正如在20世纪早期开展了脊髓反射研究工作的杰出的英国科学家查尔斯·谢灵顿（Charles Sherrington）所指出的，"（脊髓运动神经元）是控制运动的最后共同通路。"来自脑的信息或直接来自感觉神经元（通过中间神经元）的信息由（运动神经元）轴突沿脊髓向下传导。它们的输出控制部分躯体的运动，如果缺失，将导致这部分躯体的瘫痪。

最后，脊髓内部还存在几种节律性运动，如步行和抓挠的神经回路。证据是来自对猫的研究，即损伤脑的下位部分从而将这部分以及脊髓与上位脑结构相分离。在刺激下位脑干结构的特定神经元的情况下，猫可以站立，被放在跑步机上也能走路。这些神经元似乎能给脊髓的中间神经元提供一定的信号或指令，而后者通过与运动神经元建立突触联系而实现协调的步行。目前，我们对这一回路所知甚少，但许多研究者已经开始致力于这方面的工作。

脑

图6.3显示了人类脑和脊髓的纵向切面。该切面也是脑的正中间切面，可以呈现几个重要的脑结构。可以看到，脑结构相当复杂，包含许多亚区，这些脑区表现出了显著的解剖学差异。简单的纵向切面并不能展示一些相当重要的脑区。

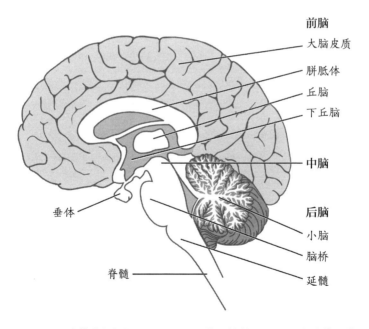

图6.3 人脑的纵向切面，显示了重要的脑结构。后脑是脊髓的延续，包括小脑、脑桥和延髓。灵长类动物的中脑只是非常小的一部分，以前脑为主。前脑的主要结构包括大脑皮质、胼胝体、丘脑和下丘脑。垂体位于下丘脑的正下方。

为了更好地整理脑的各种结构，脑被分成三个部分：后脑、中脑和前脑。后脑是脊髓部分的延续，包括三个脑结构：延髓、脑桥和小脑。中脑位于后脑和前脑之间，人类的中脑结构相当小。人类脑结构中最大的组成部分是前脑，它被分成两个部分。一个包括丘脑和下丘脑，另外一个包括基底神经节和大脑皮质（如图6.3所示）。基底神经节和大脑皮质合在一起被称为"大脑"。一束主要的轴突——胼胝体——位于大脑皮质的中间，在左右半球之间传递信息。

冷血脊椎动物（如鱼或青蛙）的脑可以帮助我们了解脊椎动物脑的进化（图6.4）。相对于脑的其他部分，这些动物的大脑很小。对于大多数的冷血脊椎动物而言，大脑主要用于一种感觉模式，即对嗅觉的分析。而对于哺乳动物来说，大脑功能被极大地扩展了，许多高级神经功能的中枢都位于大脑皮质。

据目前所知，冷血脊椎动物的脑和哺乳动物的脑相比，最显著的差异是占比比较大的前脑部分，尤其是大脑皮质。因此，脊椎动物脑的进化主要是在前脑，它由一个主要负责单一感觉分析的结构进化为人类的感觉、记忆、智力以及意识的执行结构。

对于冷血动物来说，中脑是一个非常重要的组成部分，许多动物的脑是由顶盖这个结构控制的。顶盖接收视觉和其他感觉的输入，顶盖神经元投射到脊髓，与运动神经元建立突触联系。顶盖是非哺乳类动物整合感觉传入和运动传出的关键结构。

在较高等的哺乳动物中，中脑和顶盖的重要性下降。感觉加工、感觉和运动的整合以及运动的启动都是在大脑皮质完成的。

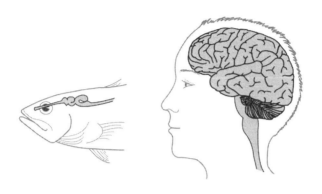

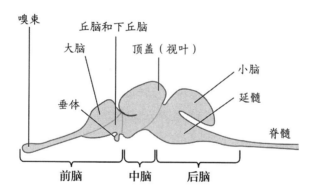

图6.4　鱼脑与人脑的比较。人类脑更大，但二者也有一些相同的脑结构（与图6.3相比）。但是，鱼的中脑相对更大，主要的控制结构是顶盖。

哺乳动物的中脑和顶盖的作用是调节非皮质的视觉反射，如瞳孔和眼球运动的反射。此外，在较高等的哺乳动物中，顶盖也参与头–眼运动的协同。

延髓和脑桥

延髓是连接脊髓与脑的脑结构。因此，贯穿延髓的传导束是大量的上行（感觉）和下行（运动）传导束。一半的脑神经是在延髓部分进入脑的。延髓内还分布着一些关键性核团，参与至关重要的躯体功能的调节，包括呼吸、心跳及消化功能。刺杀肯尼迪总统的子弹就是射入了他脑的这个部位（延髓），破坏了以上提及的至关重要的调节中枢。这些关键核团作用的丧失将不可避免地带来死亡。控制头、面部、眼睛和舌头的核团也位于延髓。

除了各自独立的核团，另有若干神经元簇弥散地分布于延髓，尤其是延髓腹部。这些神经元构成了**网状结构**。网状结构的部分轴突广泛延伸至全脑，它们的末梢包含经典的神经调节物质——单胺类或肽类物质。网状结构的神经元实际上可影响脑的各个部分。它们参与唤醒，控制清醒状态（意识）的水平；网状结构的破坏可导致动物（包括人类）丧失意识，陷入木僵状态而无法唤醒。

脑桥包含接收大脑皮质输入的神经元。它们将信息传送至对侧的小脑。脑桥在大脑和小脑之间发挥交换机的作用，调节大部分的从脑的一侧交叉到另一侧的运动信息。同样，网状结构也存在于脑桥部分。

下 丘 脑

下丘脑和延髓都是脑内主要的调节中枢。下丘脑的核团主要调节基本的动机（行为），如摄食、饮水、体温以及性行为。下丘脑还参与情绪调节，第十二章将详细阐述相关内容。下丘脑内某些核团的刺激或损伤能引起易怒或攻击性行为。而另一些核团刺激或损伤可导致镇静。

垂体位于下丘脑的下方，下丘脑的另一个主要作用是调节垂体的激素释放。下丘脑神经元释放小分子肽类物质，促进或抑制垂体激素的释放。垂体激素再通过血流调节身体各个部位腺体的分泌，如甲状腺和肾上腺。此外，这些垂体激素也可直接作用于机体组织。后者的典型例子是垂体释放的生长素和催乳素，促进乳腺分泌乳汁的激素。下丘脑部分核团与延髓的核团一起，协调控制自主神经系统的活动。该系统可调节内脏，包括心脏、消化系统、肺、膀胱、血管、特定腺体、眼睛的瞳孔等，这部分内容将在第十二章详细阐述。

小 脑

小脑的作用是协调和整合运动。熟练运动的指令来自大脑，但要保证平稳地完成运动，就需要小脑通过感觉信息与运动指令相协调。因此小脑通过脑桥接收皮质的输入，同时还有脊髓和其他感觉系统的输入。在脊髓内上行的大部分本体感觉信息也是进入小脑。小脑会比较各种信息（输入），完成整合，然后输送信号至脊髓运动神经元，以保证运动能平稳、协调地完成。

小脑损伤的典型表现是痉挛的、不协调的运动；运动启动可能被延迟，或者出现夸张的或者不充分的运动。小脑也参与运动任务的学习和记忆，如骑自行车。因此，小脑损伤可干扰技巧性运动的学习和记忆。

丘　　脑

丘脑内相当数量的核团的作用是将感觉信息传送到大脑皮质。其他一些核团也传送信息至运动相关皮质。此外，还有独立的核团负责传送特异性感觉或运动信息。例如，外侧膝状体传送视觉信息到皮质。视神经终止于此核团，然后外侧膝状体神经元再投射至加工视觉信息的大脑皮质区。

丘脑核团还接收皮质的返回输入以及来自延髓网状结构的信息。这些非感觉信息输入可控制从丘脑到皮质的信息流。因此，丘脑的关键作用在于作为从脊髓、低位脑结构到大脑皮质信息流的闸门。

基底神经节

大脑两侧位于丘脑外侧各有5个重要的核团，被称为*基底神经节*，主要参与运动的启动和执行。基底神经节的位置如图6.5所示，穿过大脑中部的垂直部分。基底神经节接收来自大脑皮质的输入，通过丘脑将信息反馈至皮质。

基底神经节的损伤将导致特征性运动异常。病人的常见症状是震颤和重复运动。此外，基底神经节缺损的病人还表现出了运动启动困难。四肢僵硬也是常见的症状之一。

正如我们已经指出的，基底神经节的相关疾病之一是帕金森病，另一种是亨廷顿舞蹈病，后者是遗传性疾病，与特定神经节内特异性神经活性物质的丢失相关。帕金森病表现为多巴胺神经元丢失，而亨廷顿舞蹈病则是GABA和乙酰胆碱神经元丢失，即包含这些物质的神经元出现特征性退化。在亨廷顿舞蹈病的早期（通常在中年期发病），病人表现出小但不可控的上肢、下肢、躯干以及面部的运动。这些自发性运动逐渐恶化，病人将出现吞咽困难、失衡、站立不稳，直至卧床。伴随运动失常的是情绪不稳、抑郁、易怒，最终丧失认知能力而发展为神经认知障碍。死亡通常发生在发病后的15 ~ 20年。

大约有25 000美国人受亨廷顿舞蹈病的影响，另有125 000人受到亨廷顿舞蹈的威胁。这种疾病是以显性方式遗传的，即来自父亲或母亲的任何一方的缺陷基因的复制都会引起疾病。因

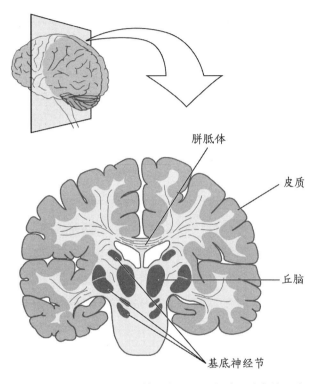

胼胝体

皮质

丘脑

基底神经节

图6.5 如上图所示，穿过大脑的垂直切面。皮质是致密的细胞层，大约2毫米厚，覆盖在两个半球表面。折叠状态的皮质能增加大脑的表面积以及皮质量。胼胝体是一束粗的轴突束，连接两半球。基底神经节和丘脑是皮质下结构。（在此图中，皮质的厚度被夸大了。）

此，患病个体的后代有50%的概率遗传该病。导致亨廷顿舞蹈病的缺陷基因已被分离出来，基因序列已被确定。基因序列编码的正常蛋白质结构也可以预测，但是预测的蛋白质不像是任何已知的蛋白质，因此它的确切功能是一个谜。这种蛋白质广泛分布于整个神经系统，提示着它的重要作用，只是它的功能尚不明确。

大脑皮质

毫无疑问，我们（人类）脑中最重要的部分是大脑皮质。实际上，我们所有的较高级的心理机能区都位于大脑皮质。熟练运动、感知、意识、记忆和智力的启动都主要由大脑皮质负责。大脑皮质分为两个半球，每个半球又被分成四个叶：额叶、顶叶、枕叶和颞叶。图6.6显示了人类大脑左半球的皮质的表面观。

皮质的神经元靠近表面，形成了一层约2毫米厚的结构，覆盖在每个半球表面。为了增加皮质表面积，拥有更多的皮质神经元，高级哺乳动物包括人类的皮质呈现高度折叠。折叠是如何实现的请参见图6.5。人类皮质如果展开，整体面积可达1394平方厘米，每平方毫米的皮质中约有100 000个神经元。因此，人类皮质整体神经元数量大约10^{10}或100亿个。

每个脑叶执行特定的功能。例如，额叶的主要功能是运动、嗅觉、计划和规划；顶叶负责躯体感觉信息加工；枕叶负责视觉；颞叶负责听觉和记忆巩固。每个脑叶包含很多亚区，作用更加广泛。例如，每个叶的里面都有参与某个感觉模式或者熟练运动启动的初步加工的亚区。这些初级感觉皮质和初级运动皮质如图6.6所示。一处深的折叠，被称为中央沟，将运动投射区与初级躯体感觉区相分隔，也是作为额叶和顶叶的分界。另一处深的折叠——外侧裂——分隔颞叶、额叶和顶叶。人类皮质的其他折叠可见图6.6。

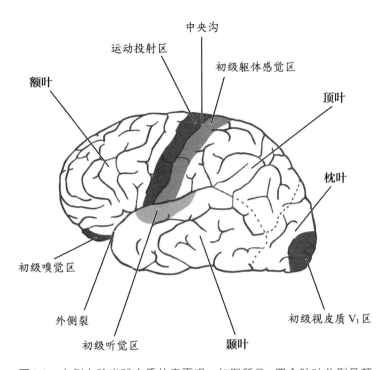

图6.6 左侧大脑半球皮质的表面观。如图所示，四个脑叶分别是额叶、顶叶、颞叶和枕叶，此外还有初级感觉加工区以及运动投射区。皮质表面还存在两条深沟，分别是分隔额叶和顶叶的中央沟，以及分隔颞叶和枕叶的外侧裂。

　　沿着初级躯体感觉皮质，来自躯体的感觉信息被接收和分析。图6.7大体显示了身体表面在初级感觉皮质的投射代表区。投射区与躯体大小不成比例。感觉相对灵敏的躯体部分（如脸和手）在皮质的投射区相对更大，接受感觉支配较少的躯体部分（如后背和大腿）在感觉皮质的投射区较小。同样的情况也存在于初级运动投射区和初级视觉皮质。手和脸不成比例地占据了初

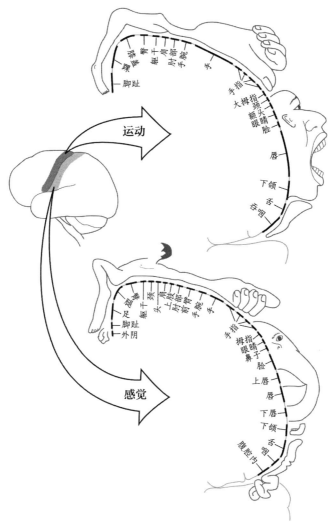

图6.7　头面部和躯体在初级运动皮质（上部）和初级躯体感觉皮质（下部）的代表区。感觉更为敏感或负责精细运动的部位，如脸和手在相应皮质的代表区相对更大。

级运动投射区的相当一部分，而视网膜中央（凹）区——该区域负责调节高敏度视觉——占据了初级视皮质的大部分区域。简单来说，（躯体的）感觉敏感性或者运动控制程度与其在皮质的占有区大小（或者说参与的神经元数量）相关。

除了初级感觉皮质或运动投射区，其他脑区是次级或联络皮质，负责感觉刺激的高级加工或者某一个方面的加工。脑内参与视觉信息加工的脑区多达30个。初级视觉皮质 V_1 区的损伤会导致所有视觉感知的缺失。换言之，患者投射到损伤视皮质的视野区将无法感知任何视觉。他们的视反射还存在，因为这是由较低位的脑中枢调控的。例如，如果一个物体被迅速带向这个人，他可能会眨眼，甚至表现出逃避性的转头行为。但是他说不出他为什么眨眼，为什么转头，甚至也说不出他看到了什么。

某个视觉联络皮质区域的损伤所导致的可能是颜色视觉的缺失，但不影响其他的视觉功能。病人能很好地看到物体，并移动刺激物，但所有的视觉刺激物都是没有颜色的。离 V_1 区较远的部位的病变还可能导致患者无法识别某人。第八章将详细阐述相关内容。

第 七 章

视觉：大脑的窗口

··

　　乔纳森一世65岁，是一名成功的画家，主要画抽象画和彩色画。一天，他在开车时被一辆小型载重汽车撞到。他似乎没有受伤，只是有严重且持续的头痛，所以他回家了。那天晚上，他睡得特别沉。第二天早上，他发现自己无法阅读并且分辨不出颜色。

　　在当地一家医院，他被诊断为严重的意识问题。他不能阅读的问题在持续了5天之后消失了。然而，他的颜色视觉的丧失是永久性的。对乔纳森一世来说，这是毁灭性的打击。他那满是鲜艳色彩的绘画作品的画室现在对他来说只是一片灰色。他的画作看上去很奇怪，失去了意义。他变得非常沮丧。

　　神经科医生猜测乔纳森一世的大脑皮质中与颜色视觉加工有关的部分出现了轻微中风，其他的视觉功能没有受损。因此，他能像以前一样敏锐地观察物体，对灰度的判断准确，并能很好地看到移动的物体。他能准确地阅读和绘画，但是对他来说一切都是没有颜色的。他甚至无法在头脑中想象颜色！

　　乔纳森一世慢慢地开始重拾绘画和雕塑，但所有的作品都是黑白的。他也变得更像一个夜猫子，在暗色的夜晚的世界中，他感到更舒服。他觉得在夜晚，自己与正常人是平等的，甚至在某种程度上优于正常人，所以他起得越来越晚，只在夜晚工作，享受黑夜。渐渐地，他不再感到失落，他甚至感到自己享有"特权"——他看到了一个没有颜色干扰的、突出形状的世界。

——改写自 Oliver Sacks 的《火星上的人类学家》（*An Anthropologist on Mars*，New York，NY: Knopf，1995）

我的研究领域是视觉。我关注眼睛的视网膜。它属于中枢神经系统，在发育过程中转移成为眼球的一部分。我的研究始于在哈佛大学的本科学习阶段。那时，我在乔治·瓦尔德（George Wald）的实验室工作。瓦尔德在 20 世纪 30 年代发现维生素 A 是感官视觉色素分子的关键成分。凭借这一突破性研究，瓦尔德获得了 1967 年的诺贝尔奖。

起初在瓦尔德的实验室，我研究光感受器，探讨剥夺维生素 A 产生的后果。在离开瓦尔德的实验室、建立自己的实验室之后，我的兴趣转为将视网膜视为大脑模型的一部分，从而研究它的工作原理。视网膜中的二阶和三阶细胞是如何加工来自光感受器的信号的？实质性的视觉加工在视网膜已经开始，并反映在眼睛通过视神经输出的视觉信息中。

视网膜传达的信息远不止光是亮着的这么简单。的确，自从 20 世纪 30 年代，H. K. 哈特兰对青蛙的视网膜进行研究以来，众所周知，一些视神经轴突在光照视网膜时起反应（ON 反应），另一些在光灭时起反应（OFF 反应），还有一些则仅仅在光线出现

和消失的时刻起反应（ON–OFF反应）（图7.1）。哈特兰也发现

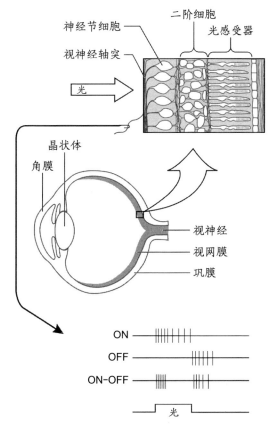

图7.1 视网膜由光感受器、二阶细胞和神经节细胞组成，位于眼睛巩膜的背面。三阶神经节细胞的轴突沿着视网膜表面分布，形成视神经离开眼睛。光线通过透明的角膜进入眼睛，并通过角膜和晶状体聚焦于视网膜。单神经节轴突记录（下）发现，当视网膜被弥散性地照射，有三种基本的反应类型。一些轴突在有光线（ON）时反应，另一些在无光线（OFF）时反应，还有一些在光线ON–OFF时反应。

单个视神经轴突仅对视网膜上小片区域的刺激起反应，被称为**感受野**。感受野的直径一般为1毫米左右，呈现在感受野之外的刺激通常无法诱发反应。

我们通过考察视网膜的连接方式开始了关于视网膜信息加工的研究。视网膜细胞长成什么样，是怎样相互连接的？一旦我们明白了一些关于视网膜信息流动的原理，我们便开始记录它们的反应。这使我们理解视网膜细胞编码信息的方式，以及不同细胞的功能。结合解剖数据，生理学的研究结果帮助我们构建了视网膜的组织框架。我们可以巧妙地推测 ON 反应和 OFF 反应是如何产生的，视神经轴突的基础感受野组织是如何建立的，复杂的视觉信息——如运动——是如何被视网膜细胞探测到的。

接下来，我们开始研究神经元之间是如何交流的，涉及哪些物质基础，以及如何调节两个细胞之间的交流——近年我们还研究了视网膜如何发育以及是什么导致发育中的前脑细胞形成了眼睛。我们所有的工作都集中在视网膜和视觉的早期阶段，但是"看见"这一行为涉及很多大脑结构。从眼睛开始，视觉信息穿过脑中部的丘脑到达大脑皮质。大脑皮质多达30 ~ 40个不同的区域可能参与视觉加工。最终，视觉信息以某种方式汇集到一起，所以我们生活在一个连贯一致且视觉丰富的世界。然而，这是怎么发生的呢？我们已经开始理解视觉的内部机制了，这正是本章的主题——关于视网膜加工和皮质加工初始阶段的现有观点。这些都与理解脑机制有关。

视觉信息的早期加工：视网膜

视网膜位于眼睛的背面，是薄薄的一层组织，由4种主要的神经元外加感光细胞构成（图7.2）。在视网膜内，有两种水平的加工：一种发生在光感受器和二阶双极（B）和水平（H）细胞之间，另一种发生在二阶和三阶无长突（A）和神经节（G）细胞之间。三阶*神经节细胞*是视网膜的输出细胞。神经节细胞的轴突构成视神经，将眼睛产生的所有视觉信息传送到脑的其他部分。

记录视神经轴突活动，也就是监测由眼睛发送到脑的其他部分的信息，能够用于推断视网膜加工的特征（见图7.1）。有两种基本的信息被传输：一种反映了主要的外层视网膜加工，另一种则反映了内层视网膜加工。让我们先来考虑外层视网膜加工以及输送外层视网膜信息的神经节细胞的反应特性。神经节细胞一半是 ON *中心细胞*。这类细胞在它们的感受野中心被光照亮时强烈反应。其他的细胞为 OFF *中心细胞*，当它们的感受野中心的光线消失时强烈反应。这些细胞的反应见图7.3。因此，外层视网膜存在两种通路：一种传递 ON 信息，另一种传递 OFF 信息。这意味着什么呢？

动物实验表明，当 ON 中心细胞丧失功能时，动物就不能辨别一个光点是否比背景强或亮，但是它们能够知道它是否比背景弱或暗。这些数据表明，ON 中心细胞告诉脑的其他部分关于亮照明的信息，而 OFF 中心细胞表达暗照明的信息。因此，一个光

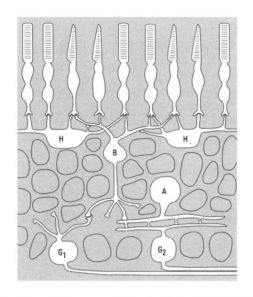

图7.2　视网膜的细胞组织。光感受器（上排）激活视网膜外部的水平（H）和双极（B）细胞。双极细胞传递外部视网膜的视觉信号到内部视网膜，水平细胞调节外部视网膜的侧抑制。双极细胞激活内部视网膜的神经节（G）和无长突（A）细胞。一些神经节细胞直接从双极细胞（G_1细胞）接收大部分输入，然而另一些从无长突细胞（G_2细胞）接收大部分输入。神经节细胞的轴突沿着视网膜内表面分布。

点是否比背景亮或暗由不同的通路表达。以上及其他大量实验反复提及一个关于视觉加工的研究主题：*视觉系统中的细胞和通路分别参与处理视觉场景中的特定方面*。

　　但是看看图7.3，这些神经节细胞不仅仅对光照变化起简单的反应。的确，一个细胞的反应依赖于光点落入细胞感受野的

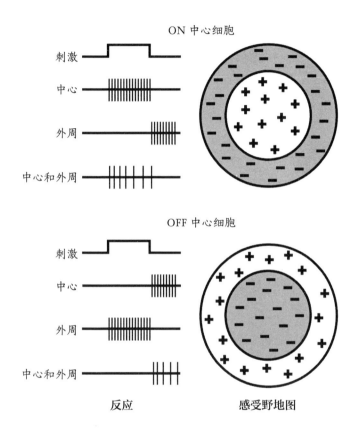

图7.3 ON 中心神经节细胞（上）和 OFF 中心神经节细胞（下）的反应（左）和感受野地图（右）。细胞反应依赖于感受野的哪一个部分被照亮。对于一个 ON 中心细胞，感受野的中心被照亮引起 ON 反应（感受野地图中的＋）；外周区域被照亮引起 OFF 反应（感受野地图中的－）；当中心和外周都被照亮时，会诱发一个类似的弱中心反应。OFF 中心细胞的反应类似但相反：中心被照亮引起 OFF 反应；外周被照亮引起 ON 反应；中心和外周同时被照亮引起弱 OFF 反应。

位置。当光照在中心区域，细胞的反应要么是 **ON** 反应，要么是 **OFF** 反应。但是，当光照在外周区域时，会产生相反的反应：**ON** 中心细胞有一个 **OFF** 外周，**OFF** 中心细胞有一个 **ON** 外周，并且中心和外周区域相互抑制，因此当两个区域同时被照亮时，反应较弱。

外层视网膜的反向侧抑制可以解释感受野中心和外周区域的拮抗，这类似于马蹄蟹眼睛中视神经轴突的反向侧抑制。在脊椎动物的视网膜中，一种抑制性神经元，即*水平细胞*，调节视网膜外部区域的抑制。水平细胞广泛参与了外层视网膜的加工。它们从光感受器接收输入，在光感受器和二阶细胞（*双极细胞*）附近形成抑制性突触。双极细胞能够传递来自光感受器的视觉信息到神经节细胞。因此，神经节细胞具有中央-周围拮抗的感受野，不仅能够向脑的其他部分传递关于光线强度是否增强或减弱的信息，而且能够传递光线在视网膜上分布的信息。此外，外层视网膜的简单侧抑制能够解释马赫带效应，即受神经调节的边缘和边界增强，其在形状探测中具有重要作用（在第五章中已进行过讨论）。最后，我们明白了颜色加工始于视网膜的外部区域。也就是说，具有出色颜色视觉的动物的某种神经节细胞的中心感受野对某种颜色的光线起最大反应——它们仅从一类视锥细胞接收输入——然而外周感受野对另一种颜色的光线起最大反应。因此，在外层视网膜有很多加工在进行，并且这只是开始。

在内层视网膜、二阶和三阶细胞之间的是探测运动的神经元。当一个光点照射视网膜并停留在那里，许多神经元（叫作

无长突细胞）起初反应强烈，但随后反应快速消退。当光线消失时，这些细胞也起反应，但是随后它们的反应再次快速消退。相反，沿着视网膜移动光点会引起无长突细胞的强烈活动，并且只要光点位于感受野内，这一活动就会一直持续（图7.4a）。这种运动敏感性会被传递到第二组神经节细胞上，即 ON-OFF 细胞，这些细胞具有很高的运动敏感性，并且在一些动物中甚至具有方向敏感性（图7.4b）：一个光点沿着视网膜以一种方向运动引起反应，但是相同光点向相反的方向运动不会引起反应。

所以，从眼睛到脑的其他部分，主要通过两组细胞传递两种基本信息：一种主要反映外层视网膜加工，另一种主要反映内层视网膜的加工。一组细胞（图7.2中的 G_1）提供亮度、空间和颜色信息；另一组细胞（图7.2中的 G_2）提供作用于视网膜上光线的时间信息。后者对运动和视觉图像的动态特征有强烈反应，这引出了关于视觉和脑加工的第二个经常提及的主题：**脑中的信息是沿着平行通路被平行加工的，并且脑中存在大量的平行加工**。因此，视觉图像的不同方面，如形状、颜色和运动，是沿不同通路被同时分析加工的。这是脑如何工作的一个关键特征，它也可以解释为什么我们的脑远胜于现存的任何计算机。我们能够同时处理很多需要神经计算的事情，如谈话、行走、听觉、视觉和触觉，等等。而计算机大部分是以串行的方式处理信息的。它们在某一时间点只能做一种计算。平行处理计算机正在开始出现，但是这种计算机很难编程。因此，尽管与计算机中的电子元件相比，组成脑的处理元件——也就是神经元——运行缓慢，但由于我们能够大规模地并行处理，所以我们的脑远远超过了迄今为止的任何计算机。

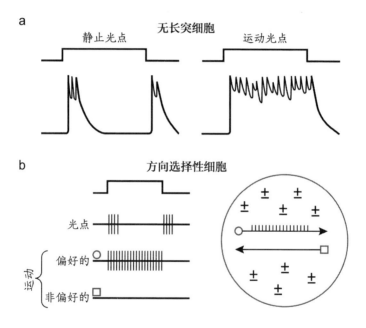

图7.4 无长突细胞的反应（a）以及方向选择性神经节细胞的反应和感受野地图（b）。对于一个静止的光点，无长突细胞在光线的开始和结束点有短暂的反应。对于运动的光点，无长突细胞持续反应。具有ON-OFF反应的方向选择性神经节细胞对静止光点的反应投射到整个感受野中，在地图中以 ± 符号表示。当光点以偏好的方向在视野中运动时，这个细胞产生强烈的活动。当光点以非偏好方向运动时则没有活动发生。

视觉加工的下一阶段：初级视觉皮质

视觉信息从视网膜开始，经过丘脑的中继站——**外侧膝状体**（lateral geniculate nucleus，LGN）——到达大脑皮质（图7.5）。外侧膝状体神经元的感受野和神经节细胞的感受野非常类似，这表明外侧膝状体只对视觉信息进行相对较少的加工。但是，外侧膝状体接收来自皮质和延髓中网状结构的大量输入信号。因此，外侧膝状体起到门控的作用——视觉信息在进入皮质之前在外

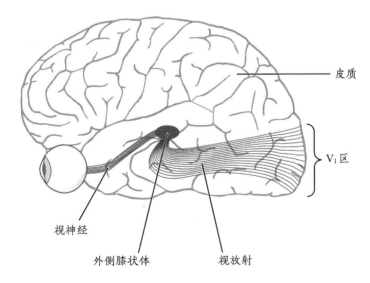

图7.5 中央视觉通路。视神经从眼睛延伸至丘脑的外侧膝状体。从外侧膝状体，视觉信息通过由外侧膝状体神经元轴突组成的视放射到达皮质的初级视觉区（V₁区）。

侧膝状体被增强或减弱。然后，外侧膝状体的轴突投射到皮质的枕叶，在那里，视觉信号首先在枕叶后部的初级视皮质 V_1 区进行加工。

当给视网膜呈现视觉刺激，并记录 V_1 区的神经元反应时，可以发现 V_1 区神经元的感受野组织发生了一定程度的精细化。皮质的细胞不会对呈现在视网膜上的静止或运动的圆形亮点起反应，而是需要更加复杂的刺激以达到最大的反应。在 V_1 区，可以记录到几种不同的神经元。**简单细胞**最靠近皮质的输入区，它们对某个特定角度的棒状刺激或边缘反应最为强烈。有的细胞对竖直朝上或朝下的棒状刺激或边缘反应最为强烈，而其他细胞对倾斜的棒状刺激或边缘起反应，例如 45° 倾斜的刺激。当然，也有其他细胞对水平朝向的棒状刺激或边缘有最强烈的反应。改变细胞最佳朝向大约 10° 就可以使得细胞的发放没有那么强烈。

复杂细胞距离皮质的输入区远一些。它们也对特定朝向的棒状刺激有最佳的反应，但是棒状刺激必须以某个特定方向运动，即和棒状刺激的朝向形成合适的角度（图 7.6）。当棒状刺激处于静止状态时，即使它的朝向是正确的，复杂细胞对它的反应也十分微弱。在距离输入区更遥远的地方，还可以记录到更加专门化的复杂细胞。这些细胞有的具有**方向选择性**的特性。朝某个方向运动的棒状刺激可以使这些细胞强烈发放，但是朝相反方向运动的棒状刺激会抑制细胞的反应。静止的棒状刺激投射到视网膜几乎不会引起反应，正如没有沿着细胞偏好的运动方向运动时也不会引起细胞的激活。其他专门化的复杂细胞还要求运动的棒状刺

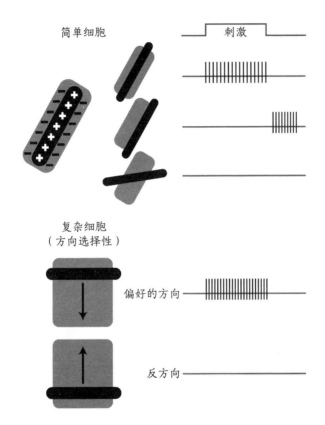

图7.6　简单细胞（上）和复杂细胞（下）的感受野图（左）和反应（右）。简单细胞对在中央兴奋区（＋号标记的区域）特定朝向的棒状刺激有最佳反应。将棒状刺激移动到周围的区域（－号标记的区域）会使细胞产生 OFF 反应。用不适宜朝向的棒状刺激呈现在同样的感受野内几乎不会引发反应。复杂细胞对具有特定朝向并沿特定方向运动的亮或暗的棒状刺激起反应。图中所示的复杂细胞具有方向选择性。沿偏好方向运动的棒状刺激可以引发强烈反应，但是沿着反方向运动时，细胞没有反应。

激具有特定的长度。当棒状刺激的长度超过最优长度时，将会抑制细胞的反应。

根据这些观察结果得到的主要结论是，沿着视觉系统向上记录神经元的反应，呈现在视网膜的视觉刺激必须越来越复杂才能把细胞的反应最大化。虽然简单的光点足以引发视网膜神经节细胞强烈的发放，但皮质的简单细胞需要具有特定朝向的棒状刺激或边缘才能达到最大反应。复杂细胞要求特定朝向的棒状刺激沿某个方向运动，而专门化的复杂细胞要求特定朝向的棒状刺激沿一个方向运动，且棒状刺激具有特定的长度。你可以把这想象成一个抽象的过程：特定的细胞需要刺激达到特定的标准才会进行反应。因此，当一个复杂的图像投射到视网膜时，对其反应的皮质细胞远比从那部分视网膜接收输入信号的总体神经元少得多——只有图像达到感受野反应要求的那部分神经元会进行反应。换句话说，一个图像的各个部分被特定的神经元编码。当这样一个视觉图像在被视觉系统分析时，不同的神经元分别对图像的不同部分进行反应。

皮质感受野的形成

尽管我们对于皮质的突触回路还未完全了解，但是我们可以推测皮质神经元的感受野是如何由外侧膝状体的输入神经元或皮质神经元本身的突触连接构建而成的。例如，如果 ON 中心的外侧膝状体神经元接收在视网膜上沿特定方向排列的神经节细

胞的输入，且这些外侧膝状体神经元的输出都连接到一个皮质细
胞，如图7.7所示，那么这个皮质细胞就会具有简单细胞的特性。
简单细胞整体的感受野比外侧膝状体神经元的感受野大得多，为
这种想法提供了支持。

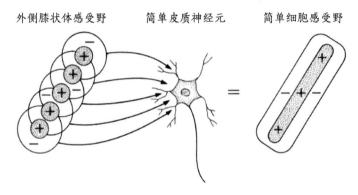

外侧膝状体感受野　　　简单皮质神经元　　　简单细胞感受野

图7.7　简单皮质神经元的感受野如何由外侧膝状体的兴奋性输入组
成。这些输入神经元（ON 中心细胞）的感受野互相重叠，并沿着视网
膜的某一条直线排布（左）。接收这种输入信号的皮质神经元其感受
野就会包含一个细长的中央兴奋区域，周围被抑制区域所包围（右）。

　　具有方向选择性的复杂细胞可以由多个具有边缘选择性的
简单细胞对一个复杂细胞的输入产生。如果具有边缘选择性的
简单细胞沿如图7.8排列，一个向下运动的棒状刺激会先通过
简单细胞感受野的兴奋区域，这样复杂细胞就会强烈反应。而
如果棒状刺激朝相反方向（向上）运动，则会先激活抑制区域，
从而抑制兴奋区的反应，导致具有方向选择性的复杂细胞不发
生反应。

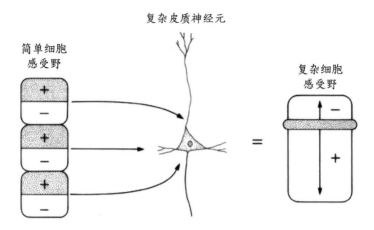

复杂皮质神经元

简单细胞
感受野

复杂细胞
感受野

图7.8　具有方向选择性的复杂细胞的感受野如何由具有边缘选择性的简单细胞组成。如果输入神经元的感受野在视网膜上沿如左图所示排布，那么朝下运动的棒状刺激则会引起复杂细胞的强烈反应，而向上的运动不会引发神经元的反应。

　　图7.7和图7.8毫无疑问是极度简化的图示，但是它们确实为皮质突触的组织和皮质细胞的层级如何形成这一问题提供了一种可能的理解方式。

深度视觉：双眼交互

　　许多动物，包括猫、猴子和我们人类，都有两只面朝前方的眼睛，这意味着两只眼睛的视野会有重合。两只眼睛视野重合的好处在于可以使我们具有深度知觉。举个例子，请你闭上一只眼睛并保持头不动，当你试图把两只手的食指相碰时，你会经常发现你不能很好地完成这个任务。为了快速且可靠地完成这个任务，需要两只眼睛的信息输入到同一皮质神经元。大多数 V_1 区神经元都接收两只眼睛的信号输入——它们都是双眼神经元。事实上，确实在 V_1 区首先出现了双眼神经元。外侧膝状体的细胞都是单眼细胞，它们只接收来自其中一只眼睛的信号输入。

　　然而研究发现，大多数皮质细胞对一只眼睛的反应强于另一只眼睛，这种现象被称为**眼优势**。这是在猫的身上获得的实验结果，如图7.9所示。图中显示的是在记录猫皮质细胞时发现的不同特性细胞的相对数量，有只对一只眼睛起反应的细胞（第1、7组），有对两只眼睛反应水平相同的细胞（第4组），还有反应水平处于这两者之间的细胞（第2、3组和第5、6组）。那些只接收一只眼睛输入的细胞（单眼细胞）位于皮质的输入层，而双眼细胞则位于脑中更深的位置，细胞越对双眼反应，距离输入层就越远。因此，皮质上似乎存在一个眼优势程度的层级关系，就像感受野复杂性一样，简单细胞位于复杂细胞之前，以此类推。

　　当一个细胞接收两只眼睛输入时，两只眼睛必须以同种方式在相对应的视网膜位置被刺激。如果一个接收一侧眼睛输入的细胞能被某一具有特定朝向并以一个方向运动的棒状刺激最强烈地激活，那么要想被另一只眼激活，也需要完全一样的刺激。如果两只眼睛被同样的视觉刺激激活，那么皮质细胞的反应比只有单眼被刺激的反应大。然而，细胞对某一只眼睛的反应一般都比另一只眼大，表现出眼优势（对双眼信息反应水平相同的皮质细胞除外）。

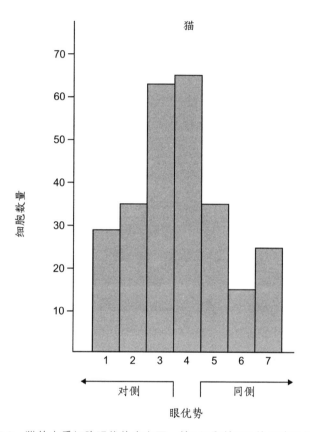

图7.9 猫的皮质细胞眼优势直方图。第1组和第7组的细胞是单眼细胞（只对一只眼睛的信息反应），而第4组的细胞对双眼反应水平相同。第2、3、5、6组细胞是双眼细胞，但是对其中一只眼睛的反应强于另一只眼睛。

那么皮质细胞的双眼性是如何与深度知觉联系在一起的呢？尽管所有的双眼皮质细胞的感受野在两只眼睛的视网膜区域都是一一对应的，但是大多数双眼细胞对于呈现在两只眼睛的刺激没有完美对齐的时候也能很好地进行反应。有些复杂细胞需要呈现给两只眼睛的刺激精确对齐才能起反应。这些*视差调谐细胞*被认为对于深度知觉至关重要。

由于我们的两只眼睛分别位于两侧，离我们近或远的图像分别落在视网膜上对应但稍有不同的位置上。对于大多数 V_1 区细胞，这几乎不起作用。但是对于视差调谐细胞，这至关重要。有些细胞只对距离近的图像起反应，而其他细胞则对距离更远的图像进行反应。换句话说，这些视差调谐细胞需要图像位于视网膜的特定位置才能达到最佳反应。因此，这些细胞被认为标志着物体的深度位置。

皮质组织：超柱

在 V_1 区的各个部分进行了许多视觉加工。V_1 区的细胞有不同的感受野特性，在本质上表现出了一种层级关系。简单细胞位于复杂细胞之前，而后是更加专门化的复杂细胞。但是目前为止介绍的所有 V_1 区神经元感受野都对朝向有特定要求（除了一些第4层的细胞）。尽管有的 V_1 区细胞只接收一只眼睛的输入信息，但是绝大多数细胞都接收两只眼睛的信息输入，只是对双眼反应的程度不同。还有一些 V_1 区细胞主要对颜色进行反应，这将在后文进一步讨论。

戴维·休布尔（David Hubel）和托尔斯滕·威塞尔（Torsten Wiesel）针对 V_1 区皮质细胞进行了一系列研究（他们也因此在

1981年获得了诺贝尔奖），提出在 V_1 区存在一种基本的皮质组织，可以解释上述复杂性。具体来说，皮质以模块进行组织，他们称之为超柱。超柱具有1毫米 ×1毫米 ×2毫米的规模，最后一个维度是皮质的厚度。这种基本的皮质结构包含分析一部分视觉空间所必需的神经机制。它们并不是完全分开的模块单元，而是相互之间存在重叠。

超柱的组织结构如图7.10所示。首先，单侧眼睛的输入进入皮质中间层（第4层）超柱的一侧或另一侧，在第4层上形成不规则的条纹。每个柱大约0.5毫米宽，因此为了接收双眼信息需要1毫米的皮质，这就是超柱的一个维度。在外侧膝状体输入到达的第4层上方和下方，细胞都是双眼细胞，双眼性的程度取决于细胞与第4层的距离。第4层的细胞大多没有双眼性，它们都是单眼细胞，正如图7.10左侧的圆圈所示。双眼性的程度用"+"号表示，3个"+"号表示细胞大约从两只眼睛接收同样多的输入信号。

对于不同感受野特性的细胞也有相似的组织（图7.10中的超柱右侧）。许多第4层的细胞具有中心-外周的感受野组织（CS），而简单细胞（S）位于这些细胞上下。复杂细胞（C）距离外侧膝状体输入较远，而与专门化的复杂细胞（SC）距离更远。

与眼优势柱大约垂直的就是朝向柱。细胞大概可以偏好18 ～ 20个不同的朝向，这些柱更窄一些，大概只有0.05毫米宽。因此要考虑到所有可能的朝向就大概需要1毫米的皮质，也就是超柱的第二个维度。朝向柱在眼优势柱的边缘是最清晰的。这是

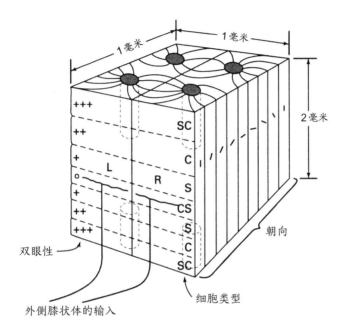

图7.10 1个超柱；一个1毫米 ×1毫米 ×2毫米的皮质块包含了分析一部分视觉空间所需的全部细胞。在一个超柱内，来自两只眼睛的输入（左或右）会被重现。另外，所有种类的简单和复杂细胞都会出现，这些细胞具有所有可能的朝向偏好，并具有不同程度的双眼性。除此之外，还有嵌入在超柱中呈钉子状分布的对颜色敏感的细胞（通过圆柱表示）。双眼性的程度由"+"号表示。当来自外侧膝状体的信号进入皮质时，细胞都是单眼细胞（通过空心圆圈表示）；离输入层越远，细胞的双眼性越来越强。细胞的种类沿着皮质的厚度也会发生变化。在输入层附近的部分细胞具有中心–外周的感受野组织（CS），远离输入层，首先是简单细胞（S），然后是复杂细胞（C），最后是专门化的复杂细胞（SC）。对朝向具有选择性的细胞位于与眼优势柱（L或R）垂直的窄柱当中。在眼优势柱中心，这些柱聚集形成圆形钉状分布，在这里存在对颜色具有偏好的细胞。

因为在眼优势柱的中心是一群具有颜色偏好的细胞，而朝向柱聚集成如图7.10中所示的颜色区。这些颜色细胞并不是一直沿着皮质厚度的方向分布，而是在第4层的上方和下方形成钉子状或斑点状的分布。呈钉子状分布的颜色细胞都具有中心-外周的感受野组织，并且具有一种或两种拮抗的反应：中心对红色敏感，外周对绿色敏感（单拮抗）；或者是中央对红色产生兴奋性反应，对绿色产生抑制性反应，在外周则相反（双拮抗，见图7.11）。它们是在第4层细胞以外唯一不具有朝向选择性的皮质细胞。

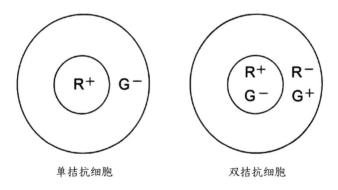

单拮抗细胞　　　　　　　双拮抗细胞

图7.11　感受野和单拮抗/双拮抗颜色细胞。R+ 表示红光可以激活感受野的那部分区域；G- 表示绿光会抑制感受野的那部分区域。

接下来，皮质由一系列重复的模块组成，每个模块负责加工一部分视野的信息。尽管皮质的主要组织原则是垂直的，但是模块间的水平连接仍然能将特定层内的细胞联系在一起。这意味着信息在皮质跨毫米的尺度上进行整合，在一个模块内的细胞可以被落在其他模块内的刺激所影响。正如图7.12中的例子所示，线条的朝向会被周围线条的朝向影响。正如倾斜错觉，在中央的线条看起来似乎朝左倾斜，即使它们完全是垂直的。

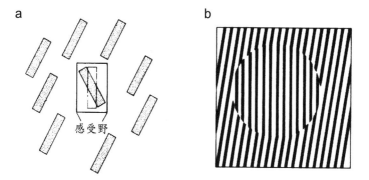

图7.12　远处的视觉刺激对一个皮质神经元反应的作用。（a）通过在感受野外呈现特定朝向的刺激，最大可以使一个细胞的朝向调谐改变10°。当感受野外的棒状光刺激向右倾斜时，神经元的朝向选择性（透明棒状物）会向左倾斜（阴影棒状物）。（b）倾斜错觉。圆形区域内的线条看起来似乎向左倾斜，即使实际上它们是完全垂直的。

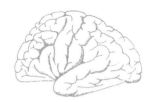

第三部分

认 知 科 学

高级脑功能与心智

神经科学的终极目的是理解常被我们称为心智或认知的高级脑功能与行为现象。知觉、语言、记忆、学习、情绪、动机和意识均为心智的不同方面，将在本书的最后一部分展开讨论。我们对这些现象的理解依旧粗浅，但已能确定其中多数现象所关联的脑区，甚至对部分现象背后的细胞和分子机制也略有认识。在过去，无数伟大的哲学家和科学家就心与脑的分离争执不休，但是到了今天，几乎所有人都相信心智起源于脑功能，并且是脑的一个涌现特性。

第 八 章

从脑到心：视知觉

....

迪伊是一名自由职业翻译，与伴侣卡罗尔一起生活在意大利。她为人积极活泼，但是在一个命运之日，她遭遇了一场悲惨的事故，从此人生发生了巨变。

迪伊当时正在新近购入的住处内洗澡。洗澡水由一台丙烷热水器加热，但是热水器通风系统出了故障，导致一氧化碳慢慢在浴室内沉积。迪伊觉察不到没有气味的一氧化碳，结果一氧化碳逐渐替换了她血液中的氧气，最终使得她晕倒在地。在千钧一发之际，卡罗尔回到了家并发现了险情，火速把迪伊送往当地的医院，保住了她的性命。

意识恢复后，迪伊可以说话，也能听懂别人说话，却失明了。在接下来的几天里，迪伊开始逐渐恢复视觉意识——首先是颜色，然后是表面特征，例如草莓表面上的小种子，这说明她的视敏度很好。但是，她无法识别物体、人脸或文字，视力也没有改善。

有一天，人们突然发现迪伊获得了一些惊人的视觉能力。当时，他们问她能否看见举在她眼前的一支铅笔。她说不能，却伸出手熟练地抓住了铅笔。在进一步的测试中，无论铅笔的朝向和位置如何改变，她都能准确地抓住铅笔。显然，她拥有视觉能力，却对此没有意识。

后续测试发现了其他一些例子，进一步展现了迪伊神奇的视觉能力。她的测试者这样写道：

"她所能知觉到的事物和她利用视觉完成的动作之间形成了鲜明的对比，但就对我们的冲击程度来说，没有哪一次比得上那一天。那天，我们一群人去探望她，并和她一起出门野餐。当天上午，我们在她家开展了一系列视觉测试，但一个接一个都失败了。

为了缓和低落的气氛，卡罗尔提议请大家一起去意大利阿尔卑斯山野餐。那里离她家不远，是一个颇受欢迎的景区。我们开车进山，接着步行抵达野餐地点——一处高山草甸。为了抵达草甸，我们必须沿着一条850米长的小径，步行穿越一片茂密的松树林。小径陡峭不平，但迪伊走得很轻松。她步履自信，毫不犹豫，没打过一次趔趄，也没有被树根绊过脚，或是撞上低垂的树枝。我们必须为她指引正确的方向，但除了这一点，她的表现和当天山上的其他登山者没有两样。

我们最终抵达草甸，开始取出野餐篮里的东西。这时，迪伊再次展现了她的视觉行为看上去有多么正常。她伸手接过别人递给她的东西，表现出来的自信和能力与视力正常的人别无二致。没有人知道她其实分辨不清刀和叉，也认不出她同伴的面庞。"

——摘自 Melvin Goodale 与 David Milner 的《看不见的风景》

（*Sight Unseen*，Oxford，UK: Oxford University Press，2004）

在第六章和第七章中，我讨论了初级视皮质 V_1 区。其他初级感觉区域又如何呢？它们是如何构建的？现有证据表明，服务于躯体感觉与听觉系统的其他初级感觉区域与初级视皮质有类似的结构。例如，神经科学家在初级躯体感觉和听觉皮质中都观察到了功能柱。事实上，第一个皮质功能柱就是在20世纪50年代由约翰·霍普金斯大学的弗农·蒙卡斯尔（Vernon Mountcastle）在躯体感觉皮质中发现的。

初级躯体感觉皮质的柱状结构包括对不同类型刺激做出反应的细胞。一种功能柱中的细胞对轻触有反应；其他功能柱上的细胞对深层压力、毛发的移动或关节位置有反应。同一个功能柱中的神经元都接收来自皮肤或肢体相同区域的输入，它们的感受野重叠。感受野受到的刺激会激发或抑制神经元的放电。躯体感觉皮质中的许多神经元的感受野也以使人联想到视觉系统的方式组织起来（图8.1）。触觉神经元的感受域周围可能存在拮抗中心组织。细胞感受野的中心受到感受野外围同时刺激的抑制。在接收手部输入的躯体感觉皮质区域，一些神经元对移动的触觉刺激的反应比静态触摸好得多，其中一些神经元对运动的方向表现出偏好，也就是说它们对方向敏感。

在初级听皮质，同一个功能柱中的神经元通常对近似的频率反应，并且初级听皮质中神经元的最佳响应频率是连续变化的。同一个柱中的神经元可能拥有不同的时间特性：有的对短时声音瞬时发放；有的则会发生持续反应。另外一些神经元的活动会受声音强度调制——它们对特定强度的声音反应最强。

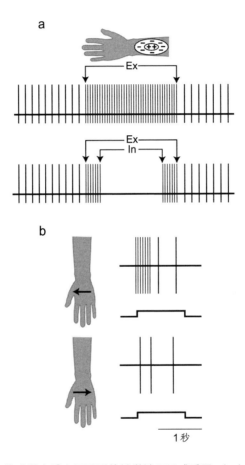

图8.1 躯体感觉皮质中记录到的触觉神经元感受野。（a）许多神经元拥有拮抗性的中央–周围型感受野。刺激感受野中央（Ex）会激活细胞；刺激感受野外周（In）会抑制细胞发放。（b）一些神经元对运动甚至方向敏感。某一朝向的触觉刺激的运动会强烈激活细胞；另一方向的运动只能诱发微弱的神经发放。

同一个柱中的部分神经元只选择性地对特定频率的刺激反应，另外一些则对咔嗒声等复杂声音反应强烈，并表现出微弱的选择性。和视皮质中的眼优势柱类似，频率柱也以条纹或带的形式分布在初级听皮质各处。

听皮质结构的另一个有趣的特征与双耳信息有关。部分神经元对双耳刺激的反应最强，另外一些神经元对单耳刺激反应最强，并且在双耳刺激时表现出活动抑制。这些神经元同样构成功能柱，并与频率柱或带形成恰当的角度。因此，听皮质的结构也与视皮质类似。在初级（皮质）区域之外是次级（或联合）皮质区域。正如前面章节所说，这些区域可能参与更复杂的加工过程，涉及感觉通道之间的整合，最终与再认、理解和记忆相关。这些区域是如何组织的？我们目前对它们有哪些认识？让我们回到既有信息较为丰富的视觉系统，并将焦点放在 V_1 区以外的区域。随后，我会对视知觉领域现有的一些理论展开讨论。

V_2区和高级视觉区

V_1 区发出的轴突的主要目标为临近的 V_2 区。关于 V_2 区结构的证据最早来自采用皮质酶染色（细胞色素氧化酶）技术的解剖学研究，目前尚未挖掘出这种染色方法的所有科学价值。在染色后的 V_2 区径向切片上可见深浅相间的条纹（图8.2）。更进一步，深色条纹可分为粗条纹和细条纹两种。就这样，V_2 区中规律分布着一个重复的结构，即深色的粗条纹和细条纹相间出现，中间夹着浅条纹。

　　这些现象自然而然地引出了一个问题，即这些亚区中的细胞是否有不同的属性。玛格丽特·利文斯通（Margaret Livingstone）

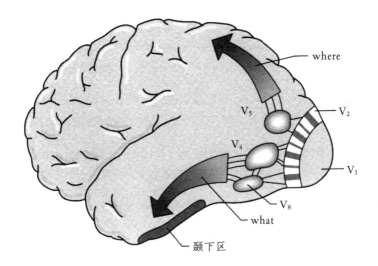

图8.2　V_1区以上的视觉区。酶染色结果表明，V_2区可分为粗条带（深色粗条纹）、细条带（深色细条纹）和条带间区（浅条纹），不同区域负责视觉图像加工的不同方面。在V_2区以上，不同区域参与这些不同方面的加工：V_4区负责形状和颜色；V_8区负责颜色；V_5区负责运动。视觉信息通过两个通路传往更高级的视觉区：一条通往顶叶的背侧通路，也被称作 "where"*通路；一条通往颞叶的腹侧通路，也被称作 "what"** 通路。颞叶底面内侧（颞下区域）存在一个面孔识别区域。

----

　　* where 中文为"哪里"。——译者注

　　** what 中文为"什么"。——译者注

和戴维·休布尔对这一问题开展研究，并发现了惊人的差异。浅条纹中的细胞通常与颜色加工有关。其中大多数为双拮抗细胞，并且拥有区别于 V_1 区神经元的特性，暗示其负责颜色信息的进一步加工。深色细条纹中的细胞具有朝向选择性，但没有运动方向选择性。这些神经元似乎主要负责加工图像形状。在深色粗条纹中，大多数细胞具有运动方向选择性，并有很强的双眼性。也就是说，它们对单眼刺激反应微弱，但对双眼同时刺激发放强烈。因此，这些细胞似乎主要参与运动和深度的加工。

根据这些发现可以得出一个结论，即 V_2 区中存在视觉图像加工的进一步分离。V_2 区的条纹亚区是交替分布的，但是，研究表明，在 V_2 区以上的视觉区域，功能分离已彻底完成。换句话说，不同区域的皮质开始专门负责某一种加工（见图8.2）。例如，V_4 区似乎主要负责形状加工，并部分参与了颜色辨别。它接收来自 V_2 区浅条纹和深色细条纹的输入。在 V_4 区前腹侧的一个区域（有时也被称作 V_8 区）似乎专门负责颜色加工；它能被颜色刺激强烈激活。V_5 区又称为颞中回（middle temporal，MT），参与运动分析，可能也参与深度加工。例如，V_5 区神经元的活动与猴子辨别运动方向的能力密切相关。V_5 区接收来自 V_2 区粗条纹的输入。

通过研究 V_4 区、V_5 区和 V_8 区，我们知道每一个区域都存在对视网膜的表征——视网膜被拓扑性地投射至这些区域。如此一来，不同区域负责加工视觉图像的某一个方面。这种加工模式会带来一些后果。例如，因为形状和颜色在大部分情况下是被分别加工的，如果一个图像包含两种亮度相同的颜色，那么它的形状将很难分辨。要想看清形状，我们需要明暗对比；光凭颜色对比本身是不够的。这种模式的另一个后果是，特定脑区损伤会影响人看颜色的能力，对视觉图像的其他特征加工则无影响，第七章开头介绍的乔纳森一世便是这种情况，这一现象也是这种分离加工的例证。此类患者或许看形状毫无问题，视觉敏度很高，能看见运动的刺激，深度知觉也很好，但他们就是无法看见颜色。这些症状表明损伤出现在 V_8 区内，可能是小型卒中的后遗症。

其他脑区损伤可能使人失去看见运动物体的能力，即便其他视觉能力——例如颜色知觉、静态物体和深度加工——保持正常。运动视觉丧失对人影响极大；此类病人无法独自横穿马路，因为他们无法判断是否有车正向他驶来。一位曾患 V_5 区卒中的女士如此形容这种感受："当我看到车时，一开始它似乎离我很远。但后来，等到我想过马路时，车突然就出现在我身边了。"对她来说，倒茶是一件非常困难的事，因为茶壶中流出的液体在她眼里就如同固体，她也无法看到茶杯里水面上升的过程。

除上述提到的几个脑区之外，大概还有25～30个脑区参与了视觉图像的一部分或多部分的加工。这些区域构成了视觉信息流的两大通路。一个通路从枕叶出发，经由背侧进入顶叶。该通路被称作"where"通路，它提供物体的空间位置信息，并参与够取和抓握动作的视觉控制。另一条通路离开枕叶后从腹侧进入颞叶。它被人称作"what"通路，负责识别物体。"what"通路受损的病人可能报告说他们无法辨认物体，但无论物体朝向如何，他们都能准确地伸手抓住它。本章开头介绍的一氧化碳中毒受害者迪伊便是一个例子。她无法分辨物体，但能准确地抓取物体，甚至能辨识方向。想必她的"where"通路没有受损。"where"通路受损的病人能够辨别物体，却很难找到和抓取物体，也可能无法判定方位。

面孔识别

人类和一些动物拥有一个令人着迷的能力，那就是快速可靠地识别面孔。在20世纪70年代，查尔斯·格罗斯（Charles Gross）和他在普林斯顿大学的同事在猴子的内侧颞叶皮质发现了一些对面孔有特异性反应的神经元。临床研究已经发现，该区域有损伤的病人无法通过长相识别人的身份，而这对普通人来说易如反掌。辨别物体能力受损被称为"**失认症**"，无法辨别面孔的症状则被称为"**面孔失认症**"。一些没有脑损伤的人也无法分辨面孔。著名学者奥利弗·沙克斯（Oliver Sacks）曾写过许多神经疾病的故事，他本人也是一个面孔失认症患者。他的哥哥也有面孔失认症，表明这可能是一种遗传缺陷。除了无法肉眼识人，这些人通常没有其他视觉缺陷——他们能读书、写字、命名物体等，却无法靠眼睛识别熟人，哪怕是自己的配偶。他们甚至无法在照片或镜子中认出自己的脸，即便他们知道自己看到的是一张脸。他们能够通过嗓音辨别熟人并很快说出他们的名字，也能详细描述一张面孔的细节特征以及表情传达的情绪，但他们无法将脸与人建立联系。

面孔识别的具体过程目前还不清楚。例如，倒立的人脸识别起来非常困难。而且，变形的脸在正立时看起来很奇怪，倒立时却看不出来。图8.3中的两张脸在倒立时看上去几乎一样。一旦换个方向，两张脸就变得截然不同了。

猴子的颞下区域与人类的面孔识别区功能相当，在这一区域的神经元记录收获了一些有趣的结果。这一区域的皮质神经元感受野面积大，且大部分包含**中央凹**，即这些神经元负责中央视野。最有趣的发现莫过于约有10% ～ 20% 的细胞对复杂图像反应最佳，包括面孔和手的图片。如果图像被简化，例如遮盖住面孔图片中的眼睛以减少细节，或是将手指间的空间填充之后，引

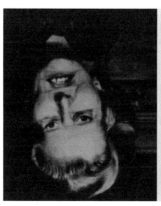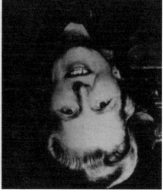

图8.3 倒立的撒切尔夫人照片。上下颠倒时，两张照片看起来几乎一样，但转回正确方向后，看起来就完全不一样了。其中一张照片里的眼睛和嘴巴被反转了。

发的神经元反应将明显弱于原始图片。

图8.4展示了一个神经元的记录结果，该神经元对面孔的反应强于其他复杂刺激。神经元对原始面孔图片（a）反应最强；当眼睛被遮盖后，神经元发放明显减少（b）。当图片被分为6块并乱序排布后，神经元不再发放（c）。该神经元对手也无反应（d）。但是，该区域的其他神经元对手和其他复杂物体也会选择性发放，因此该区域不止有面孔选择性细胞。

单个神经元对面孔和其他复杂物体具有选择性的发现激起

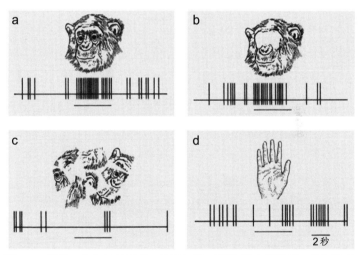

图8.4　猴颞下神经元的记录，该神经元对面孔反应最强烈。将图像投射到视网膜上持续3秒，本图记录了不同图像引发的动作电位。可以看到该神经元对完整的面孔反应最为强烈（a），对将眼睛去掉的面孔（b）反应次之；对将面孔拆分成不同小块并重排的图像（c）或是手的图像（d）几乎不反应。

了神经科学家们浓厚的兴趣，近年来有大量研究深入考察了面孔识别问题。目前共有6个区域（被称为"区块"）确定参与了面孔识别，科学家们开始探索单个神经元如何识别面孔。一些面孔细胞对特定面部特征反应更快，诸如眼睛和头发、面孔的圆润程度、眼间距等。

视觉加工总览

从视觉加工最开始的视网膜，到 V_4 区、V_5 区、V_8 区乃至更高的视觉区域，在视觉加工的所有层次，都存在两个一般性的问题，而这两个研究问题也为研究我们加工图像的机制提供了启示。

第一个问题，正如第七章所指出的，是与视觉图像加工的一个或多个方面相关的神经元与神经通路。在光感受器突触的层次，我们发现 ON 和 OFF 信息分别来自两种不同类别的双极细胞加工，这种分类在整个视觉系统中贯穿始终。进而，外层视网膜主要关注图像的空间信息和颜色，而内层视网膜更多地强调视觉信号复杂、瞬时的部分。两种不同的神经节细胞提供了这些视觉信号的基本信息，并将其投射到更加高层的视觉中枢。此时，上述分离在外侧膝状体和皮质上依然保持。在 V_1 区和 V_2 区之后，更特异性的视觉图像成分（包括形状、颜色和运动等）在不同的皮质区域分别进行加工。在这一过程中存在平行加工，并最终形成了相对统一的视觉体验。

第二个常见的研究问题是视觉系统并非擅长进行绝对的判断，而是更适合进行比较。这一特性同样首先可见于视网膜，并在双极细胞和神经节细胞的感受野的组织规律上表现出来。在这里指的是由中央-周围拮抗的或是颜色拮抗加工的双极细胞和神经节细胞的感受野。并不是客体本身所反射的光线强度决定了它看上去是明是暗，而是取决于它所处的环境中的光线强度（图8.5）。以两个生活中的例子来看。当关闭电视时，电视屏幕变成灰色（至少老电视是这样的）；而当打开时，电视屏幕又拥有了呈现黑色的能力。难道说存在"负光"，使得光线强度能够反而降到被知觉为黑色的程度吗？答案是否定的。电视打开时所呈现的"黑色"只是因为其周围的其他区域更加明亮，使得我们将较暗的区域知觉为黑色。另一个例子是在极昏暗或是明亮

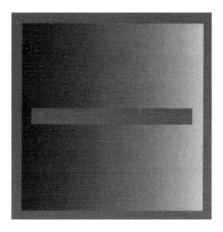

图8.5　中央横线的灰度值从左到右是不变的，但左侧的暗背景使得它看起来比右侧更亮。

的环境下读报纸，此时，读者都能够正常地阅读白色背景上的黑色印刷字；但实际上在明亮的情况下，黑色字体所反射出的光线强度比昏暗时白色背景反射的光线强度高！不仅是我们知觉到的亮度受到周围环境的影响，知觉到的物体颜色同样不独立于环境。大家在购买床帘、椅子或是沙发时也都会带回家一些布样，试试看放在自己家里时是不是呈现出了自己想要的颜色。环境甚至可以影响对大小的判断。图8.6中有两个女人，在左侧图中，她们看起来一样大，但在右侧图中完全不同。实际上她在两张图中的图像大小都是一样的，但环境和位置的差异导致了完全不同的知觉结果。

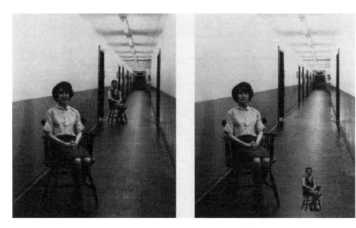

图8.6　背景会影响到对大小尺寸的知觉。将左图中的后排女性通过图像处理的方式移动到前排，保持图像大小不变（读者可以自己动手测量一下），成为右图。此时她看起来比在左图中小很多。

视　知　觉

尽管我们身处三维的立体世界中，但外部世界投射到我们视网膜上的图像始终是二维的。我们的视觉系统使用各种信息来重构真实的场景；而如果这些信息不完整或不一致，视觉系统就会"尝试"构建完整协调的图像。因此，该系统偶尔会出现一些混淆的时刻，例如当我们看到错觉图案的时候。作为例子，图8.7描述了错觉性的图案边界。在上图中，尽管客观上不存在由边线画出的三角形，但是人们根据部分缺失的圆形，感受到了仿佛存在三角形的轮廓。中图使我们知觉到不存在的圆形，下图中央仿佛有一条曲线。我们甚至会感觉到中间的这些圆形或三角形比周围背景更亮！由此可见，视觉系统是具有重建性、创造性的。20世纪初的格式塔学派学者们就发现了这一点，并在此基础上提出，大脑将视觉场景中的各个成分进行整合，并对形状、颜色、运动等必要信息进行"推断"，形成协调的知觉到的图案。如果有成分缺失，那么大脑会"填充"相应成分。这跟视觉盲点的机制类似。由于视神经的传出，在相对应的视网膜位置上有一块区域没有感受器细胞，因此视网膜上实际存在盲点。但是我们从未知觉到盲点对生活有什么影响，因为大脑自动利用周围信息对其进行了填充。图8.8提供了一种感受盲点的方法。如果图像本身是模棱两可的，我们会知觉到其中的一种或另一种，但不会混合地存在两种不同的知觉。例如图8.9中所示的著名的面孔-花瓶错觉，在

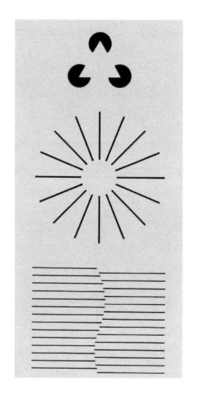

图8.7　错觉性边界示例。在上图和中图里，尽管没有客观存在的线条边界来画出三角形或是圆形，但是我们能在图中知觉到它们，甚至感觉其比周围环境更明亮，尽管实际上并非如此。在下图中，不同位置的横线使人仿佛可以看到了中央的一条曲线。

任何时刻，我们看到的要么是黑色的面孔剪影，要么是白色的花瓶，二者之间也可以很轻松地切换，但每一时刻只会有一种知觉的结果。

　　图像在皮质中是如何被重建的？目前尚不清楚。加工流之间

图8.8 视觉盲点。闭上左眼，用右眼观察左侧的"X"。缓慢移动书，前后调节与图像的距离，在某一位置你是否发现右侧的蝴蝶消失了？离开这个位置或是晃动你的书本，蝴蝶又出现了。

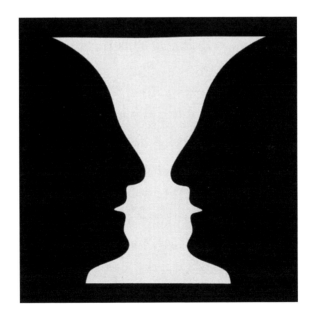

图8.9 面孔-花瓶错觉。在任意时刻，可以看到黑色的面孔侧影或是白色的花瓶，但不会知觉到它们同时存在（某些人会在二者之间高速切换知觉，他们可能会误以为面孔和花瓶同时存在）。

的交互作用一定存在，甚至可能发生在多个层次。心理学和生理学实验都着重强调了注意在这一过程中的作用。如果场景中存在多个物体，我们只能同时注意一个或是很少的物体，此时物体外的其他视野区域的加工被主动抑制了。想要将一个物体从周围环境中着重取出来观察时，对它的注意是必不可少的，正如在面孔-花瓶错觉现象中，从一种知觉切换为另一种知觉是需要付出一定努力的。这种机制可以帮助我们在复杂的视觉场景中过滤大量的无关信息。

皮质反应的调节

　　根据上述内容来看，视觉通路和大脑其他区域的细胞功能特性似乎基本上是固定的。但事实并非如此。例如我们知道，传统定义上的视网膜神经节细胞或是外侧膝状体神经元拥有相对有限的感受野。但是有现象表明，即使是在这些细胞感受野之外的视觉刺激，也会影响它们的响应情况。将一块黑斑向远离细胞感受野的方向移动10毫米可能不会激活该神经元，但是在这个过程中可能会增强或减弱该区域对应的感受光线强度的神经元活动。我们怀疑这种长距离的视网膜上的效应是由特定类型的无长突细胞来实现的，这些细胞会在视网膜的内丛状层的外侧延伸很长的距离。在视皮质中发现了类似的、甚至更加动态的效应。当在某皮质区域感受野之外呈现视觉刺激时，可能不仅会影响到该区域的皮质细胞响应，也会改变感受野如何组织。感受野的大小、眼优势的程度甚至方向选择性都有可能变化。能够延伸到皮质外超过6毫米的轴突，可能对该视野效应具有中介作用。研究者认为这种长距离的外侧交互连接可能在相关皮质内就已经发生了，至少在视知觉的一些情况下能够表现出这种背景效应。

经典的细胞感受野的定义方式是观察不同视网膜位置的视觉图像（亮点或是横线等）是否会激活或抑制该细胞的活动，感受野的边界就是会直接影响到该神经元发放的视觉刺激所处的最远距离。在感受野外呈现特定朝向的发亮横线可能不会影响到该神经元的活动情况，但是若在其感受野内，该神经元的方向调谐曲线可能会发生变化（如图7.12）。不是每个神经元都会有这种效应，而且调谐曲线的变化幅度也是有限的，大约10°内的神经元会受到关联。这种现象可能与倾斜错觉有关，也就是对线条朝向的知觉除了其本身，同时也会受到周围其他线条的影响（图7.12）。这些背景效应可能在复杂场景的不同部分信息整合加工的过程中具有特定的作用。这同时也会导致如图8.7中的一些视错觉。

不仅仅是感受野被刺激的情况下，神经元的响应性会受到外周刺激的影响；对视觉图像的注意水平可能也会影响到神经元的响应程度。美国国家健康研究所（National Institutes of Health）的罗伯特·维尔茨（Robert Wurtz）和迈克尔·戈德伯格（Michael Goldberg）在位于顶叶区域的视觉"where"通路发现了这种现象。如果猴子看面前的注视点，当某一神经元的感受野内多出了一个亮点时，该神经元的反应较为平缓。如果猴子之前被训练去注意这一外周刺激，即当该刺激出现时猴子需要伸手去触摸它，那么该神经元的活动会剧烈增加（图8.10）。在很多视觉区域都发现了类似的现象，包括 V_1 区、V_2 区、V_4 区（该效应在 V_4 区中最为明显，V_2 区次之，V_1 区再次之）。当动物注意视野中的特定区域时，该区域对应的神经元对特定朝向的横线的反应会增强。但这一现象对应的神经机制尚未十分清楚。这可能只和简单地与长距离的刺激性或抑制性突触连接的通路有关，或是神经调质通过第二信使级联改变了突触强度，也有可能是更高级区域的反馈引发的。因为其会发生迅速的方向翻转，因此不太可能是突触或神经元的基本连接结构发生变化导致的。然而，损伤或是长时间的视觉经验可能会导致皮质的长期变化，这将在第九章中进行讨论。

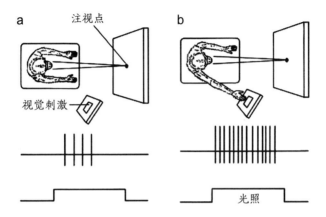

图8.10 注意引发的神经元响应变化。（a）视野边缘的视觉刺激引发了被记录神经元的响应，但当猴子盯着中央注视点时，该响应是最小的。（b）如果猴子需要去注意该外周位置的刺激并去触碰它，那么尽管猴子依然在看中央注视点，但该外周刺激对应的神经元反应会明显得到增强。

第 九 章

动态的大脑：发育和可塑性

1890年和1891年是劳动强度大和报酬最令人满意的时期。我确信，我终于找到了正确的道路，于是我斗志昂扬地开展工作。仅在1890年，我就出版了14本专著。我的工作从早上九点开始，通常要持续到午夜左右。最奇怪的是这份工作给了我快乐。那是一种美不胜收的狂喜，一种无法抗拒的魅力……

我把对神经系统胚胎发育的观察视为我当时最好的工作……因为铬酸银（高尔基染色法）在胚胎中产生的图片比成人的图片更有启发性和稳定性，我问自己，难道我不应该探索神经细胞是如何从没有加工的孕期阶段逐步发展起来的吗？……在这一发展过程中，难道不会有一些东西被揭示出来吗？比如神经元在动物种系的千年发展中，所经历的引人注目的历史性重演。

带着这个想法，我开始着手这项工作，首先是研究小鸡胚胎，然后是哺乳动物。我很满意地发现了神经元最初的变化，从形成过程的微小努力，到轴突和树突的最终组织。我有幸看到了不断生长的轴突的奇妙结局。这一结局表现为圆锥形的原生质的浓缩，具有变形的运动。它可以被比作一个活生生的破城槌，柔软而灵活地向前推进，机械地推开在它的道路上发现的障碍，直到到达它的外围分布区为止。这个奇特的终端俱乐部，我把它命名为"生长锥"。

——摘自 Santiago Ramón y Cajal 的《生活回忆录》（Recollections of My Life，Cambridge，MA：MIT Press，1989）

生物学上最大的挑战之一就是理解大脑是如何形成的。事实上，大脑和脑细胞是如何发展的一直是那些研究大脑的人所着迷的，正如圣地亚哥·拉蒙－卡哈尔的自传摘录所表明的那样。从幼胚少数未分化的细胞中，所有构成大脑的神经元和胶质细胞都会出现。大脑由数百个区域组成，每个区域执行特定的任务。许多大脑的特定区域都有特有的神经元。在每个区域内，神经元相互连接，有些投射到其他区域，通常距离相当远。这一切是怎么发生的？是什么告诉未分化的细胞成为一种或另一种神经元的？轴突是如何找到通往遥远目标的路的？神经元如何知道哪些细胞需要突触，以及是否形成兴奋性、抑制性或调节性连接？

大脑显然是我们最复杂的器官，到目前为止，我们还不知道它是如何发展的。在人类中，几乎所有的神经元都是在出生前形成的。如果我们假设大脑含有大约860亿个细胞，那么在怀孕的9个月间，每分钟至少会产生20万个神经元。就连这么惊人的数字也是低估了，因为细胞的产生并不是在整个妊娠期都恒定的——在头4个月的时间里，每分钟有多达50万个神经元形成！

关于环境因素在多大程度上影响大脑的发育和成熟，一场旷日持久的争论愈演愈烈。早期经验和训练对大脑发育的影响有多大？如第一章所述，尽管几乎所有的神经元都是出生时就存在的，而且在大约6个月大的时候，大脑中的神经元数量可能没有显著增加，但大脑要经过许多年才能完全成熟。出生时大脑是怎样的？它以后的延展性有多大？最终的产品中有多少是由先天造成的，又有多少是由后天培养出来的？

第一章概括性地描述了哺乳动物大脑的发展，从怀孕初期神经管的形成到成年及以后。在这里，我首先将重点放在神经细胞如何发展的细节上，然后回答上面提出的关键问题。我还想谈一谈成人的大脑有多大可塑性的问题。

如上所述，在人类怀孕的头四个月中，每分钟可产生多达50万个细胞。这是怎么发生的？什么时候发生的？增殖始于神经管闭合的时候，最初几乎完全发生在神经管内表面，被称为生发区（见图9.1的a和b）。起初，神经管只有一个或几个细胞层厚，但它迅速变厚，从内向外扩大。神经前体细胞的增殖受到外部生长因子（直接作用于细胞以促进其分裂的特殊蛋白质）和内在因子（限制细胞分裂的细胞间机制）的控制。当负信号超过正信号时，细胞停止分裂并退出细胞周期，但我们对各种信号是什么以及是如何受控制的仍然所知甚少。

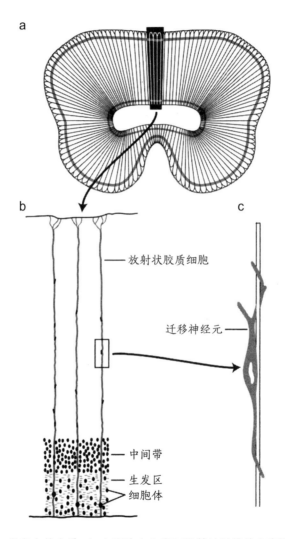

图9.1　发育中的皮质。(a)细胞在生发区沿着神经管的内表面增殖。(b)在退出细胞周期后，它们移动到中间带。(c)中间带的细胞沿放射状胶质细胞迁移到皮质的正确位置。详细信息请参见正文。

神经元的迁移和分化

当细胞离开细胞周期时，它们通常会离开生发区，形成一个不同的层，称为中间带（图9.1b）。中间带的细胞主要是不会再分裂的年轻神经元。它们将驻留在大脑的什么地方，甚至可能成为什么样的神经元，现在已经基本确定了。一些从生发带迁移出来的细胞保持分裂的能力，其中一些细胞形成了重要的脑结构，包括参与运动启动的皮质下区域——基底神经节。

某些小脑细胞在迁移出生发区后也会增殖，神经嵴细胞通常在到达最终目的地后分裂。在像青蛙或鱼这样的冷血脊椎动物中，增殖的细胞会留在成年的大脑中，继续分裂并产生新的神经元。一个特别明显的例子是鱼的视网膜，它在动物的一生中不断地产生神经元。换句话说，视网膜随着动物寿命的增长会继续生长。但大部分神经科学家相信，这是一个例外；在大多数的哺乳动物中，新的神经元通常不是在成年的大脑中产生的。然而，最近的研究已经在哺乳动物的大脑的至少两个区域发现了生发细胞（干细胞）。其中之一是海马体，这是大脑中与记忆的长期储存有关的区域。有证据表明，海马体中的这些干细胞可以产生新的神经元，但这些细胞的作用尚不清楚（见第二章）。另一个区域是嗅球，但人类的生发细胞可能不在那里。

从中间带开始，年轻的神经元必须迁移相当远的距离，以占据它们的最后位置。这种情况的发生方式因区域而异。在脑的某些部分，如视网膜和脊髓，细胞根据该区域存在的化学线索［包括阳性（正性）和阴性（负性）］而迁移。在脑的其他部位，如大脑皮质和小脑，专门的胶质细胞被称为放射状胶质细胞，为神经元迁移提供支架（图9.1c）。这些胶质细胞的胞体位于生发区，但如图9.1b所示，它们将一个分支延伸到大脑表面。

电镜观察显示，在完整的大脑中，迁移的神经元被缠绕在放射状胶质细胞分支的周围。而在组织培养中，神经元被观察到沿着放射状胶质细胞的分支进行迁移。在一个有小脑缺陷的突变小鼠中，放射状胶质细胞早期退化，许多小脑神经元没有在适当的位置结束，并且动物表现出了严重的运动缺陷。正常小鼠（和其他动物）的放射状胶质细胞一直存在，直到神经元迁移完成，它们才消失了。

一旦年轻的神经元到达它们的最终目的地，它们会首先被指定。也就是说，它们已经被决定了会变成什么样的神经元。它们接下来要经历分化：延伸出它们所属的神经元特有的分支，并开始形成突触联系。是什么触发了前体神经元向特定细胞类型的分化？本地环境——细胞遇到的化学信号——显然至关重要，这取决于细胞在组织中的位置。换句话说，来自附近细胞的信号决定了细胞的命运。因此，外部信号在这一过程中起着关键作用。然而，随着时间的推移，细胞成为一种特定类型神经元的选择是有限的。也就是说，前体神经元只在特定的时间窗内接收特定的诱导信号。因此，内在机制也在神经元的规格和分化中发挥作用，这也是很重要的。总之，要成为一种特殊类型的神经元，在发育过程中，前体细胞必须在正确的时间处于正确的位置。

在发育中的神经系统里，环境和细胞的相互作用如何控制细胞的命运？对果蝇眼睛发育的研究提供了重要的见解。果蝇的眼睛，就像马蹄蟹的眼睛一样，有数以百计的感光单位或网膜（见图5.2）。在果蝇中，每个网膜含有8个可识别的感光细胞，它们被标记为 R_1 ～ R_8［R 代表"小网膜的（retinular）"，即这些感光细胞的技术名称］。

在小网膜的发育过程中，R_8 细胞首先分化，然后 R_2 和 R_6 细胞同时分化。然后 R_3 和 R_4 细胞分化，接着是 R_1 和 R_5 细胞。R_7 细胞是最后形成的细胞，它含有一种可吸收光谱中紫外线区域的视觉色素。

这种严格的发育顺序表明，较早的细胞负责后期细胞的分化；事实上，如果发育顺序受到干扰，小网膜就不能正常形成。果蝇中的一种突变，即 R_7 光感受器根本不形成——被发现是因为果蝇对紫外线不敏感——阐明了信号机制和细胞内通路的性质。这种变异被称为"无七（sevenless）"。正常果蝇的突变基因编码一种相当大的蛋白质，这种蛋白质延伸到细胞膜上。在细胞的外部，蛋白质就像一个受体；在细胞的内部，它有一个类似激酶的结构。（回想一下第三章，激酶是在蛋白质中添加磷酸基团，从而激活或灭活它们的酶。）由此推测细胞外信号与受体结合，激活细胞内激酶。通过磷酸化细胞内的蛋白质，激酶在细胞内启动了一个生化级联，导致分化。如果不启动级联，细胞就不会分化为光感受器细胞。事实上，在"无七"的果蝇身上观察到的是，在正常眼睛中，前体细胞注定成为 R_7 光感受器，而在突变的眼睛中，前体细胞变成了非神经细胞。关于无七基因蛋白和下游细胞内蛋白相互作用的信号，我们能说些什么呢？在这两个方面都取得了进展，但研究尚未完成。第二次果蝇突变也阻碍了发育中的小网膜形成 R_7 细胞，这为细胞间信号及其起源提供了线索。这种变异叫作"无七的新娘"或者"老板"，影响 R_8 细胞。"老板"突变体中的缺陷基因在正常果蝇中要编码一种膜蛋白。推测是 R_8 细胞外的这一部分蛋白激活了无七受体蛋白（sevenless receptor protein）。因此，当 R_8 光感受器细胞向前体细胞提供信号时，R_7 光感受器形成。由于 R_8 信号是一种膜蛋白，这意味着在网膜发育过程中，细胞间的直接接触是诱导 R_7 分化的必要条件。图9.2示意性地描述了 R_7 和 R_8 之间的交互作用。

受体激活后的下游通路发生了什么？已鉴定了几种下游路径蛋白，其中有许多是激酶本身。因此，在 R_7 受体激酶蛋白被激活后，其他激酶也被激活。其中至少有一个激酶的目标是作为转录因子的蛋白质。这些因子通过直接结合细胞核中调控基因开启或关闭的 DNA 区域来改变细胞内基因的表达。这个想法是这样的：当无七受体激酶蛋白被激活时，在前体细胞中适当的基因被激活，从而使其分化为 R_7 光感受器细胞。

在其他系统中，扩散物质很可能控制细胞分化，但上述原理同样适用。有时，信号分子是一种叫作生长因子的小蛋白质。这些蛋白激活与细胞内激酶级联的膜受体，最终打开或关闭特定的基因。因此，在发育的果蝇眼中的一般事件序列可能对整个大脑的神经元和胶质细胞的分化适用。

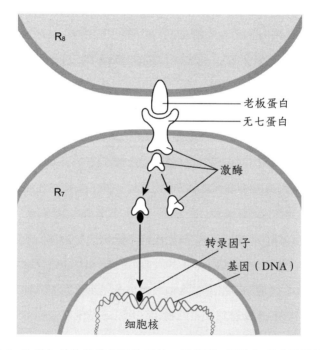

图9.2　R_8是与前体细胞相互作用的一种表现，导致 R_7 光感受器的形成。R_8 细胞上的一种蛋白（老板）与前体细胞上的无七蛋白结合，导致与无七蛋白相关的激酶的激活。无七激酶的激活导致其他激酶的激活，并最终导致调节基因在细胞核中表达的转录因子的激活。

轴突是如何找到它们的路呢？

神经元一旦开始分化，就会延伸出分支，包括树突和轴突，正如本章开头拉蒙－卡哈尔的节选所指出的那样。这最终导致神经元之间突触的形成，并达成大脑的网络布线。神经元如何知道在哪些细胞上形成突触，以及神经元的轴突是如何找到它们的路的？有时轴突必须走很远的距离才能到达它们的目标。

再一次，化学信号在细胞识别中扮演着重要的角色。当神经元分化时，它们就会具有化学特异性；它们在其表面制造特定的蛋白质，使其他神经元能够识别它们。

20世纪40年代初，芝加哥大学的罗杰·斯佩里（Roger Sperry）进行了支持这一化学亲和力假说的早期实验。斯佩里研究了冷血脊椎动物（如鱼和青蛙）的视网膜神经节细胞轴突向顶盖的投射。这种投射是相当有序的；神经节细胞轴突从视网膜的一部分投射到顶盖的特定区域。这种投射被称为地形图（topographic）——它们在每个动物中都是精确、一致和不变的，因此，视网膜地图被印在顶盖上。右侧视网膜投射到左侧顶盖，反之亦然，顶盖图相对于视网膜图是反向的。因此，当视网膜的某个特定区域被激活时，顶盖的某个区域就会做出反应。图9.3示意性地显示了金鱼视网膜顶盖的投射，以及视网膜是如何映射到顶盖的。

正如第六章所指出的，冷血脊椎动物的中枢神经系统的轴

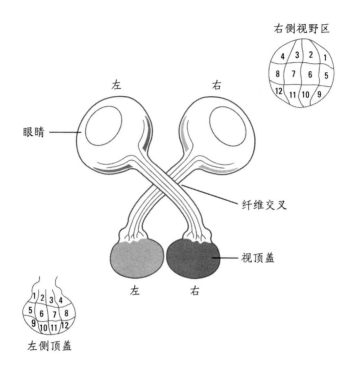

图9.3 金鱼视网膜顶盖的投射。视网膜左侧的神经节细胞投射到右侧顶盖，反之亦然。这一投射是有条不紊且始终如一的。来自一个视网膜区域的神经节细胞轴突最终出现在顶盖的特定部位，如顶部和底部的地图所示。数字表示视网膜和顶盖之间的相应区域。

突在被切断后可以再生。因此，举个例子，如果鱼或青蛙的视神经被切断，神经就会再生并改造顶盖中的突触连接。有了这种神经再生，动物的视力就恢复了。斯佩里所做的是在蝾螈中切断视神经，将眼睛在眼窝旋转180°，然后再接上眼睛。他观察到，在视神经再生后，动物可以看到，但它的视觉世界是颠倒的！有这样改变的动物在进食时总是错误判断食物的方向。如果想要捕捉的苍蝇是右上方，它们会向左下方移动。

这些实验表明，切断的视神经轴突已生长到原来的位置，视力已恢复。但是，由于动物的眼睛是倒置的，它们看到了一个颠倒的世界，并以这种方式做出反应。随着时间的推移也没有恢复；动物被永久地改变了。所得出的结论是，视神经轴突能够识别它们想要形成突触的细胞；这些细胞具有允许相互承认的互补标记。自那时以来，许多实验支持这一主张。然而，大部分的实验并不支持一个特定的视网膜轴突连接到了一个特定的顶盖细胞的观点。相反，今天的观点是，冷血动物的轴突在一般意义上知道它们要去哪里——它们应该在大脑的哪个区域形成突触。但在发育和再生过程中都有一定的灵活性；在大脑的发育、成熟和功能正常的过程中，最初的突触可能会被破坏，新的突触可能会形成。

轴突借由被称为生长锥的特殊结构进行生长，生长锥是生长中轴突顶端的扁平扩张，从这些轴突延伸出许多细小的分支（图9.4）。生长锥最早是由圣地亚哥·拉蒙－卡哈尔观察到的，在这一章开头的自传节选中包含了对这些结构的精彩而生动的描述。当轴突生长时，生长锥不断移动，伸展和收缩其精细行进过程，并探索周围区域。随着生长锥的移动，它为轴突增加了新的膜，从而使轴突变长。

生长锥移动的速度和方向取决于几个因素：生长锥移动的基底、环境中化学物质的存在以及轴突附近的电场。基底的质地和

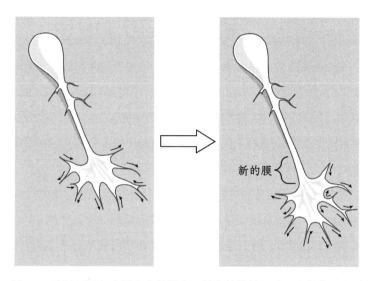

图9.4　从神经元中生长出来的轴突及其生长锥的图片。生长锥不断地延伸出细小的分支，探索周围的区域。轴突的生长是通过在生长锥附近增加新的膜来实现的。

黏附性会影响生长锥的移动，也会影响基底中存在的识别分子。环境中的可扩散分子也会影响生长和移动——无论是积极的还是消极的。因此，有些物质会促进生长锥移动，而另一些物质则抑制生长锥移动。长距离生长的轴突也可以被中间距离的称为"路标神经元"的特殊细胞引导。

据推测，路标神经元分泌一种能被生长锥感觉到的具有吸引力的化学物质。轴突向路标神经元生长，但到达细胞时并未停止。相反，当它们接近一个路标神经元时，它们会遇到一种抑制它们的化学物质，然后它们会向下一个路标细胞移动。如果路标细胞受损，轴突生长可能会中断。

最初，大脑中的轴突路径探索发生在发育早期，此时的结构之间的距离比成人短得多。因此，另一种关于轴突如何在远距离找到方向的解释是，早期的轴突充当着先锋轴突的角色。在发育早期，来自任何一个区域的几个轴突都能到达它们的目标，并且随着大脑的发育，轴突也会生长。后来分化的神经元的轴突沿着先驱性轴突的生长而找到了方向。

当轴突到达它们的目标时，它们会与相应的细胞（它们所识别的细胞）进行突触连接。突触的形成通常需要相互作用。从生长锥释放的物质，包括神经递质、神经调质和其他分子，启动了突触后结构的形成。突触后成分还释放了物质，诱导生长锥发育为成熟的突触前末梢。

成熟的大脑

大脑发育的最令人惊讶的特点是许多神经元在成熟的过程中死亡了。在许多脑区，30% ～ 75% 的神经元在发育过程中死亡了。为什么？大量细胞死亡似乎与对目标细胞和突触位点的竞争有关。成功地与目标细胞形成突触的神经元存活了下来，而在竞争中失败的神经元死亡。如果目标细胞被清除——例如，通过移除目标的一部分——神经细胞的死亡就会增加。

因此，突触前神经元的存活依赖目标细胞的信号。同样，这些被认为是化学信号。其中一个信号就是一种被称为神经生长因子（nerve growth factor，NGF）的蛋白质，在罗马和圣路易斯的华盛顿大学工作的意大利科学家丽塔·利维－蒙塔尔西尼（Rita Levi-Montalcini）对此进行了广泛研究，并发现了这种物质。她发现，如果在发育过程中提供过量的 NGF，突触前细胞的死亡就会减少，而且如果在大脑发育过程中，一种使 NGF 失活的抗体被给予了动物，神经细胞会过度死亡。她和其他人已经证明，NGF 的作用不仅仅是促进神经元的存活。当将它给予幼年动物时，可以增加树突的数量和范围，并增加这些神经元形成的突触。NGF 还能促进轴突生长。由于神经生长因子的发现及其意义，利维－蒙塔尔西尼于1986年被授予诺贝尔奖。

大脑成熟过程的另一个关键特征是，突触形成之后，不一定是永久性的。事实上，在大脑发育过程中，轴突通常有大量的末梢，它们比在完全成熟的大脑中形成了更多的突触。因此，在大脑成熟的过程中，轴突末梢区和突触联系被广泛修剪和重新排列，使之受到更多的限制，而修剪主要是由胶质细胞完成的。这意味着神经元在发育过程中建立了适当的连接，但在成熟过程中，这些连接被重新排列，以提供在成人中发现的更精确的连接。

最大的问题是神经元结构和连接的可塑性能持续多长时间，以及它是如何受到经验和环境的影响的。对于大脑的某些区域，特别是那些与高级神经处理有关的区域，大量的神经元修剪和突触可塑性可以持续一生。我们在整个生命中学习和记忆新的事物，记忆和学习的机制涉及神经元和突触过程的改变

（见第二章）。

神经可塑性的程度正在被深入研究。我们清楚地知道，当视觉输入发生改变时，初级视觉皮质的突触连接会发生剧烈变化。然而，这些改变最容易在年轻人身上出现。在动物身上开展的实验主要由哈佛医学院的托尔斯滕·威塞尔和戴维·休布尔进行，使我们对大脑的理解和思考产生了深远的影响。他们的实验提供了一些初步的证据，证明大脑回路的实质性重塑是可以发生的。此外，他们的实验与语言习得等现象有关；同样的原则似乎也适用。

视觉系统的发育与剥夺

在缺乏视觉经验的动物中，出生时的视觉系统有多成熟？这些细胞在出生时的连接正确吗？答案很简单。对新生的猴子和猫的研究表明，视觉皮质神经元上的反应与成年时惊人地相似。许多细胞对视觉刺激的反应不如老年动物的神经元活跃，少数神经元对视觉刺激根本没有反应。但是，具有良好方向选择性的神经元是明显的，它们可能具有简单的、复杂的或特殊的复杂感受野特性，就像成年猫或猴子所看到的那样。结论是，在出生时，猫或猴子的视觉皮质的连接非常正确，神经元的反应就像成熟神经元一样。因此，建立皮质神经元的复杂布线，以及由此推断的视网膜和外侧膝状体神经元的连线，并不需要视觉体验。这个系统一诞生就准备好了。

　　然而，如果一只小猴子或一只猫被剥夺了一只或两只眼睛的视力，视力就会发生严重的变化。这种情况可能发生在年轻个体身上，例如，如果眼睛的晶状体被白内障所遮蔽。在猴子或猫身上，类似的情况可以通过缝合眼睑或在眼睛上使用光线散射器来诱导。总之，在这些情况中，光可以到达感光器，所以缺光并不是光剥夺的结果。相反，它的产生是因为在感光器阵列上不能形成清晰的图像，只有非常模糊的图像才能到达光感受器。

　　人和动物的视力在这样的条件下严重降低。如果剥夺是单眼的，则被剥夺的眼睛的视力会急剧下降，而另一只眼睛的视力则很好。如果两只眼都被剥夺，则任何一只眼的视力都会下降。这种视力的丧失被称为弱视。为了了解剥夺后视觉系统的变化，威塞尔和休布尔对猫和猴子的初级视皮质神经元进行记录，这些动物在出生时或出生后不久就关闭了一只眼睑。这些记录涉及 4 个月大或更大的动物。在进行实验之前，睁开闭上的眼睛，这样两只眼睛就可以受到同等的刺激。然而，大脑皮质中记录的几乎所有细胞都只接收从出生时就睁开的眼睛的输入。被剥夺眼睛的刺激所驱动的少数细胞通常反应不正常（图 9.5）。

　　当记录视网膜或外侧膝状体中的细胞时，反应是相当正常的。这意味着大部分的变化发生在大脑皮质，为大脑皮质提供输入的结构相对不受剥夺的影响。

　　大脑皮质发生了什么？上面描述的生理学研究表明，与闭眼相比，睁眼的输入占据不成比例的大脑皮质。如第七章所述，从一只眼睛接收大量输入的细胞聚集成列或条纹，厚度约

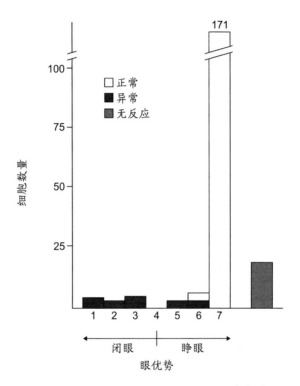

图9.5 一只猫在出生后1～14周闭上一只眼睑的皮质中记录到细胞反应的眼优势直方图。在正常动物中，只有一只眼睛输入的细胞相对较少；大部分细胞从两只眼睛输入，但程度不同。在这里，几乎所有的细胞都是从睁开的眼睛里输入的。

为0.5毫米，条纹是交替的，所以其中一条的细胞主要由右眼细胞驱动，另一条由左眼细胞驱动，以此类推。在视觉剥夺的动物中，这种平衡被戏剧性地改变了——睁开的眼睛占据了属于闭眼的区域。

　　这一惊人的事实可以通过向一只眼睛注入一种放射性氨基酸并观察皮质的放射性模式来从解剖学上加以说明。其工作原理如下：放射性氨基酸沿神经节细胞轴突转运到外侧膝状体。一些标记的氨基酸从神经节细胞轴突末梢释放出来，被外侧膝状体神经元吸收，并通过轴突运输到皮质，大约需要1周的时间。届时，从注入的眼睛接收输入的外侧膝状体轴突末梢是放射性的。将皮质的一个平面切片放置在一张胶片上，显示了标记在终端的分布，暴露在胶片上的银颗粒呈现出像光一样的放射性。

　　解剖图像显示，正常大脑皮质的两只眼的眼柱宽度大致相等（图9.6a）。然而，在单眼剥夺的动物中，闭眼输入的条纹薄得多，甚至不连续（图9.6b）。这是怎么发生的？一种观点是外侧膝状

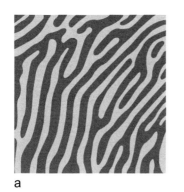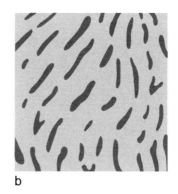

a　　　　　　　　　　　　b

图9.6　（a）一种延伸到初级视觉皮质的眼优势柱或条纹的表现。条带中的一个细胞从一只眼睛接收它们的输入，并且条纹交替。在正常动物中，每只眼睛在皮质中都有相同的表现。（b）在一只眼睛的视觉被剥夺的动物中，接收来自被剥夺视觉的眼睛输入的皮质数量会减少很多。眼优势柱或条纹很薄且不连续。

体轴突竞争幼年动物的皮质空间和突触连接，而最初的外侧膝状体轴突的树突重叠很多。只要每只眼睛向皮质提供相等的输入，轴突就会同样地回缩，而且两只眼睛都有相等的皮质表现。如果一只眼睛有输入或有缺陷的输入，另一只眼睛在竞争中占主导地位，最后就得到了更多的皮质区域。

模式剥夺

在目前所描述的实验中，所有的形状视觉在一只眼睛或两只眼睛中被剥夺了一段时间。是否有可能通过限制视觉世界的一个或另一个方面来诱发皮质神经元更具体的缺陷呢？其中一项实验涉及在只有一个方向的条纹状环境中饲养动物。这些实验的结果是一致的：在正常皮质中，细胞对所有可能的方向都有反应，而在只看到水平或垂直条纹的环境中饲养的动物身上发现，细胞对它们接触过的方向有优先反应（图9.7）。

垂直条纹

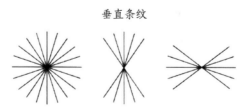

图9.7 在对照组动物和只暴露于垂直或水平条纹的动物中，皮质细胞的方向偏好表现。在对照动物中，所有的方向都被呈现出来；在只暴露于水平或垂直条纹的动物中，细胞的方向偏好反映了眼睛受到的刺激。

沿着同样的思路进行了实验，测试了皮质神经元反应的其他方面，得到了类似的结果。例如，如果动物在幼年时被限制在很少看到物体运动的环境中，或者只看到物体在一个方向上的运动，那么它们皮质中的细胞似乎对运动不那么敏感，或者对它们接触到的方向上的运动更敏感。

关　键　期

人能在一生中引起如此严重的视皮质变化吗？答案是否定的。在成年动物（猫和猴子）和人类中，形状视觉剥夺对视力或皮质神经元的反应都没有显著影响。眼睑关闭或白内障出现数月至数年不会导致成年猫、猴或人的弱视。剥夺只有发生在生命的早期才会出现这种变化。这种变化可以被诱导的时间称为关键期。在猴子中，关键时期是从出生到1岁，前6周的剥夺将比后来的剥夺造成更严重的变化。在人类中，关键期从大约6个月大开始，一直到五六岁。在关键期的早期进行剥夺，不需要很长时间就会发生严重的变化。在猴子生命的头两周里，几天的剥夺可能造成如图9.5所示的严重变化。

这些变化易于逆转吗？令人惊讶的是，即使在年轻的动物身上，也不容易逆转。如果一只年轻的动物在短暂的剥夺之后，闭上的眼睑被打开了，那么在睁开眼睛几个月到几年之后，也几乎看不到任何恢复。眼科医生很久以前在治疗因内斜视而弱视的儿童时学到了一个诀窍，可以使他们恢复健康。每天用一段时间，遮盖好眼睛，迫使孩子只使用弱视眼睛。视力的逐渐恢复发生在儿童有问题的眼睛上，同样的情况也发生在通过单眼形状视觉剥夺造成弱视的动物身上。

因此，儿童的斜眼弱视与单眼视觉剥夺引起的弱视相似。在这些儿童中，一只眼睛（通常是直视的眼睛）逐渐占据主导地位，而另一只眼睛的视觉输入被忽略。被忽视的眼睛变得高度弱视。这种弱视可以在动物中通过改变眼肌来使它们的眼睛斜视而诱发。这些动物的皮质变化与单眼形状视觉剥夺后的变化非常相似。同样，可以诱导变化的关键期与形状视觉剥夺的关键期相匹配。

总之，大脑的基本改变可以通过改变感觉体验或输入来诱导。年轻的大脑比成熟的大脑更容易受到这些环境影响。此外，大脑的某些区域可能显示出了显著的变化（比如视觉皮质），而其他区域（视网膜和外侧膝状体）由于感觉输入的改变而变化最小。

虽然我刚才所说的情况显示，由形状视觉剥夺或斜视所引致的弱视，在成年人中是不能逆转的，但已知在多数个案中，一名成年个体失去了一只好眼睛，原来弱视的眼睛则恢复了适当的视力。这表明恢复是可能的；目前正在进行许多研究，以找出获得恢复的条件，其中几项研究看起来是可行的，并且很有希望。支持这一观点的最新证据表明，大脑皮质确实具有可塑性；也就是说，成年大脑皮质可以长出新的树突并形成新的突触。

成年大脑皮质的可塑性

　　成年的大脑是不可塑的，这一观点至少可以追溯到一个世纪以前。1913年，伟大的西班牙神经解剖学家圣地亚哥·拉蒙－卡哈尔在他关于神经系统退化和再生的工作结论中写道："在成年个体的中枢里，神经路径是固定的、终止的、不变的。"然而，几个关于大脑皮质区域的研究表明，大脑皮质结构和功能的显著变化可以发生在成年个体身上。其中一些与皮质损伤的反应有关，另一些是对正常经历的反应。显然，我们可以终生学习和记忆新事物，正如我们将看到的那样，大脑皮质参与了学习和记忆。但几十年来，这被认为是一个特殊的例外，因为大多数成年哺乳动物的大脑是"不变的"，就像拉蒙－卡哈尔认为的那样。

　　从心理学实验上来说，这一观点可能是不正确的。心理实验表明，如果你在人类身上放置眼棱镜，使他们看到的世界颠倒，那么受试者在几天内就会适应，然后对视觉刺激的反应相当正常。当棱镜被移除时，受试者再次进行补偿，这一过程通常非常快（大约1天），而且他们对视觉刺激的反应也是相当正常的。

　　这一结果与早些时候描述的青蛙实验形成了鲜明对比，在实验中，青蛙的视神经首先被切断，然后眼睛转180°。在冷血脊椎动物中，视神经再生，轴突生长，在它们最初接触的神经元上形成突触。在视神经再生之后，这些动物的反应就好像他们的视觉世界是颠倒的。

在人体实验对象身上使用棱镜进行的心理学实验并没有教会我们任何涉及皮质的潜在机制，即使它们的补偿在本质上是皮质的作用。由于大脑皮质感觉输入改变而导致结构改变的第一个证据来自迈克尔·梅策尼希（Michael Merzenich）和他在加州大学旧金山分校的同事进行的研究。通过使用猴子，他们研究了手指的感官输入是如何优先被处理并在皮质上表现出来的。躯体感觉信息的表征来自全身表面的触觉、压力、温度和疼痛，首先沿着初级躯体感觉区皮质进行处理，该区域位于初级运动区的后面。身体的表面以一种有序和一致的方式呈现在这个区域上，虽然身体表征未呈严格的比例（见图6.7）。

通过记录躯体感觉皮质的手 / 手指区域的单个神经元，并确定哪根手指为特定的神经元提供感觉输入（图9.8），梅策尼希及其同事首次发现猴子的手指在皮质上的代表性有很大的不同。有些猴子比其他猴子有更多的关于特定手指或一组手指的皮质表征。但更有趣的是，他们发现，如果来自手指的感觉神经被切断（称为传入神经阻滞），或者整个手指被切除，那么手指在皮质上的表征就会发生很大的变化。最初，当他们记录到从失去或传入神经阻滞的手指接收输入的区域的神经元时，神经元是没有反应的（图9.8b）。任何手指或手部的刺激都不能激活大部分神经元。唯一的例外是一些在这个区域边缘的神经元，这些神经元可能与邻近的手指有一些共同的神经支配。

然而，随着时间的推移，可以通过刺激邻近的手指或在某些情况下刺激手的其他部位来激活皮质中传入神经阻滞部分的所有神经元。这需要时间——几周甚至几个月——但相邻的手指逐渐增加了代表性，并填满了无反应的区域。相邻的手指在大脑皮质上的表征比以前更大。从这些实验中得出的结论似乎是显而易见的：新的突触和新的神经分支可能在成年皮质中形成。

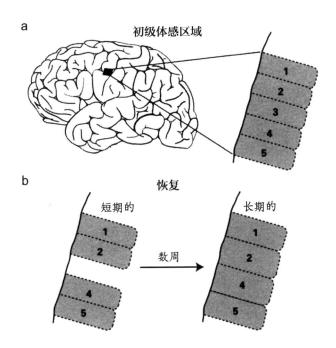

图9.8 （a）猴子大脑皮质初级体感区的数字呈现。（b）从一个手指发出的感觉神经被切断后，大脑皮质的重组（数字3）。最初，来自传入神经阻滞的手指的皮质区域是无反应的，但随着时间的推移，该区域接收来自相邻手指的神经输入。剩下的手指在大脑皮质上的代表性增加了。

从这些实验中产生的一个问题是，在传入神经阻滞或失去身体某一部分后，成年大脑皮质中能发生多少重组。在涉及手指缺失的实验中，无反应皮质的填充相对有限——它只代表了 1 ～ 2 毫米的皮质改变。在其他研究人员为了不同目的在猴子身上进行的更广泛的传入神经阻滞实验中，整个肢体对皮质的神经支配被切断。最终（这项记录是在传入神经阻滞后 12 年才进行的）躯体感觉皮质的整个手臂区被填满，沿着皮质的距离为 10 ～ 14 毫米。

梅策尼希和他的同事们也做了相反的实验，寻找手指训练后广泛的皮质变化。这些实验表明，如果训练猴子操纵手指旋转一个圆盘来获取食物，经过几千次的圆盘旋转，在 3 周到几个月的时间里，猴子指尖的体感皮质区域已经扩大了。此外，记录活动的每个皮质神经元从特定手指上的较小区域接收输入，表明这些指尖的触觉敏锐度较高。如果圆盘的旋转仅限于一个手指，则皮质的扩张仅限于该手指。

在训练后，专用于手指运动的初级运动皮质也会扩大。在练习过特殊运动任务的人身上也会发生类似的变化吗？最令人信服的证据来自对弦（主要是小提琴）演奏者左手"指法"和右手"弓法"的皮质表现的成像研究。在弦乐演奏者中，左手手指的皮质大于右手手指的皮质。不出所料，在 12 岁之前学会演奏的受试者，其大脑皮质比那些在晚些时候开始演奏的音乐家的左手手指表现出了更显著的增加。然而，与右手手指相比，12 岁以后学会弹奏的受试者的左手手指在大脑皮质上的表现仍然有显著提高。

这些皮质重组背后的机制是什么？这一点还没有得到很好的理解，但如上所述，它被认为反映了大脑皮质中新进程的涌现和新突触的形成，并涉及在记忆和学习中发生的神经调节性级联以及在皮质中发生的其他长期变化（见第十一章）。当下的观点是，成年的大脑是能够改变的，在整个生命过程中确实表现出了一些可塑性，而且我们所做的或经历的几乎每一件事都能引起大脑的变化。

第 十 章

语言和脑成像

··

　　到 20 世纪 20 年代，人们普遍认为，地球上所有适宜人类居住的地方都已被探险家发现。在新几内亚这座世界第二大岛屿也不例外。欧洲的传教士、种植园主以及公务人员聚居在这座岛的沿海低地，他们认为岛屿上山脉险峻巍峨、连绵起伏，不会有人居住其中。从海岸上看过去，似乎只能看到一条山脉，但实际上那里有两条山脉，而在这两条山脉之间是一个温带高原地域，有着肥沃的土地和山谷。借着得天独厚的地理优势，有 100 万原始部落的人在这片高地上与世隔绝地生活了 40 000 年，直到有人在山脉的一条主要河流的支流里发现了金子，才慢慢揭开了这座岛屿的神秘面纱。随之而来的淘金热吸引了一位自由奔放的澳大利亚勘探者迈克尔·莱希（Michael Leahy），他在 1930 年 5 月 26 日与其他勘探者和一群受雇的低地原住民一起开始探索这座山脉。到达山顶之后，莱希非常惊讶地看到在山的另一边是一片开阔的草地；而到了晚上，他从一开始的惊奇变成了恐惧，因为他发现在远处有光点，那意味着这座山谷有人居住。在一个不眠夜之后，莱希和他的队伍装备好了武器，并组装了一枚简陋的炸弹，开始了与高地原住民的初次接触。第一次见面时，双方都感到非常惊讶。莱希在日记里写道：

"他们出现在我的眼前，那些男人……在前面，手持弓箭；而妇女们手持甘蔗秆跟在后面。当向导看到这些妇女时，他马上告诉我，他们不带敌意。我们向他们挥手致敬，而他们也小心翼翼地跟着做，每走几步便停下来看看我们。他们当中的一些人终于勇敢地走近时，我们明显看得出他们对我们的外表感到震惊。在我摘下帽子时，离我最近的那些人有些恐惧地退缩了。一个老人张大了嘴巴小心翼翼地向我走来，用手触碰着我，想看看我是不是真的。然后他跪了下来，用双手捂住了我的裸露在外的双腿，可能想看看这腿是不是画上去的；又抓住我的膝盖并抱了上去，用他浓密的头发磨蹭着我……妇女和小孩也逐渐有了勇气靠近我，没一会儿，他们便挤满了营地，在里面跑来跑去，叽叽喳喳地说来说去……这一切对他们来说都是新的。"

"叽叽喳喳"是一种语言——一种不熟悉的语言，是800种不同的语言之一，直到20世纪60年代才从这与世隔绝的高地原住民中发现。莱希与他们第一次接触的场景一定在人类历史上发生过成百上千次。据我们所知，每一个霍屯督人、因纽特人、扬诺马米人，都有着自己的语言。没有发现有任何一个部落是沉默不语的，也没有任何一个地域被视为语言发生、发起的摇篮。

和其他任何语言一样，接待莱希的高地原住民所说的话不仅仅是叽叽喳喳，而是一种用以表达抽象概念、无形实体及实现复杂推理的媒介。

——摘自 Steven Pinker 的《语 言 本 能 》（*The Language Instinct*，New York，NY: Morrow，1994）

语言无疑是人类区别于动物的最重要特征之一。有人认为，说话、阅读和书写的能力——由此可以交流那些能够唤起我们内部体验和感受的思想和形象——开启了我们丰富的内在精神生活，我们将其称为意识。

人类语言的最初发展始于何时？ 150 000 年前的人类头盖骨与我们的头盖骨大小相似，表明这些早期祖先具有和我们类似的大脑和语言能力。然而，直到 40 000 年前都没有证据显示和语言有关的人类行为，包括仪式和复杂社会互动、概念化和计划以及艺术和符号表征。其间有约 100 000 年的间隔，我们对这段间隔中发生的事情一无所知。尽管已发现一些早于 40 000 年前的现代人类行为证据——葬礼、贸易和工具制造——但是大多数古生物学家相信，直到 40 000 年前，人类才完全具备现代人的特征，语言才普遍存在。

所有人都拥有语言，正如史蒂芬·平克（Steven Pinker）在他的著作《语言本能》（*The language instinct*）中所言："有石器时代的社会，但没有石器时代的语言。"所有人类语言都复杂而博大精深。有些原始人不写字，但都使用复杂的语言。说话能力并不是语言必不可少的要素，聋人所使用的手语和口语一样复杂。人们曾认真尝试教授某些非人灵长类动物（尤其是黑猩猩）语言。野生黑猩猩能发出大约 36 种声音，几乎和说英语的人一样多（52个）。黑猩猩发出的每一个声音都传达着不同的信息，而我们发出的每一个声音（称为音素）通常没有任何意义。我们把音素串成词语表达意思。一个受过教育的说英语的成人的词汇量大约为80 000个。

　　是声道和言语能力的差异使黑猩猩和其他非人灵长类动物不能像我们一样构词吗？验证上述假设的一个方法就是教黑猩猩手语。这个工作已经有人做了，尤其是亚特兰大耶基斯地区灵长类动物中心的杜安·朗博（Duane Rumbaugh）和休·萨维奇－朗博（Sue Savage-Rumbaugh）的工作*。他们教会了年幼的黑猩猩大约150个单词，但是之后，这些动物就不再进步了。这些黑猩猩的交流能力相当于一个2.5岁的孩子。但是对于人类儿童来说，这正是他语言能力开始爆发的时候。到了3岁，人类儿童通常能掌握1000个单词；到了4岁，是4000个左右。因此，人类在语言能力上与其他动物截然不同。

* 进行黑猩猩手势语研究的是R. A. Gardner和B. T. Gardner（参见Teaching Sign Language to a Chimpanzee, *Science*, 165(3894): 664-672. 1969)。这里提到的Rumbaugh夫妇进行的是黑猩猩符号语言研究［参见Symbolic Cross-Modal Transfer in 2 Species of Chimpanzee. *Child Development*, 59(3):617-625. 1988; A Chimpanzee's (Pan Troglodytes) Long-Term Retention of Lexigrams. *Animal Learning & Behavior*, 28(2): 201-207, 1993.］——译者注

语言学习

语言学家估计，当今世界上正在使用的语言有6000种，还有上千种曾经使用过，但目前已消失。人类的大脑如何能够容纳如此多种具有巨大差异的语言？麻省理工学院的语言学家诺姆·乔姆斯基（Noam Chomsky）研究了各种语言，指出它们之间有着惊人的相似之处。他提出所有语言——现在的和以前的——都包含共同语法原则。例如，所有语言都有主语、动词和直接宾语。尽管这些元素在句子中的位置因语言而异，但是所有语言都包含这三类词。因此，他认为发育中的大脑拥有先天的神经回路可以习得现在或以前所说的数千种语言中的任何语言。

当然，正如乔姆斯基所言，所有语言都有许多共性，但大脑是否像他所说的那样拥有处理所有语言的先天神经回路，它的发展是否至少部分地受到经验的影响，仍不确定，这是一个有争议的问题。但几乎可以肯定的是，先天机制（"天性"）和后天经验（"教养"）都与语言习得有关，尽管我们还不知道它们在多大程度上以及如何发挥作用。显然，先天的神经回路约束着语言的产出和感知能力，但学习同样重要。

17世纪发生在美国的克里奥尔化（creolization）现象为语言的先天机制——乔姆斯基的基本思想——提供了一些最有力的证据。那时，奴隶主把来自非洲不同部落、说着不同语言的奴隶聚集在一起，而奴隶们基于各自种植园主的语言，很快就创造出了一种简化的皮钦语（pidgin language），这种语言有简单词序，却缺少明确的语法。奴隶的孩子们只听过皮钦语，但是不采用它。相反，他们自己创造了一种新的语言——克里奥尔语（creole languages），这种语言有着与其他人类语言相似的语法结构。

另一个证据来自在一个多代同堂的大家庭中发现的基因缺陷。该家族遗传了言语和语言障碍。受到该基因缺陷影响的家族成员在发出言语声音、识别言语声音、理解句子以及语法和其他语言技能方面存在困难。该基因属于显性遗传，因此受影响的家庭成员的后代中约有一半会遗传这种缺陷，即最初研究的 27 个家庭后代中有 14 个遗传了这种缺陷。该基因被称为 FOXP-2，它可能编码了一种转录因子，这种因子直接与 DNA 相互作用，开启或关闭基因。支持这一假说的证据是发现这种蛋白质包含一个已知的、能与 DNA 靶区结合的特定区域。这种基因的确切功能尚不清楚，但是它显然在与语言和言语相关的大脑回路发育中发挥了重要作用。这种基因似乎出现在 20 万年前，大约是人类大脑刚具有现代人的大脑尺寸的时候，也是人们认为人类最初具有语言能力的时候。

世界各地的孩子学习语言的方式似乎大同小异。在 1 岁时，孩子们开始说一些可懂的词语；到了 18 个月大，他们开始组合词语；3 岁时，他们可以参与对话，在对话中说其所接触到的一种或者多种语言。学习一门语言时，能听到别人说这种语言是必要的，但是并不需要正式的教学。实际上，人们认为婴儿在子宫里面就能够听到语言，因为新生儿能够区分母亲和其他人的语言，并且对母亲说的话表现出了明显的偏好。显然，生命早期接触语言可以加速语言习得，并且对语言发展至关重要。而在语言习得的动作方面，婴儿在18个月大之前就开始咿呀学语了，这对语言发展非常关键。我们都听过婴儿咿呀学语时发出的"dadada"或是"bababa"，这是婴儿言语产生的开始。

很显然，儿童比成人更容易习得语言。因此人们普遍认为，语言习得存在早期的关键期或敏感期，大约在12个月大到6岁期间。儿童在6岁前接触一门语言时，很快就能完美无缺、毫无口音地说那门语言，但在6岁之后，学习一门新语言会变得更加困难；而到了青春期，学习新语言的能力显著降低了；在40岁学习新语言的情况则与20岁时的学习情况相似，尽管有些人比另外一些人更擅长学习新语言。语言学家表示，成年人学习一门新语言时，口音总是不那么完美，据此，语言专家总能分辨一门语言是否是一个人在成年之后才开始学习的。即使很多儿童在6岁到青春期学习了一门新语言，他们仍会保留母语的口音特征。一个常被引用的例子是美国前国务卿亨利·基辛格（Henry Kissinger），他在8岁时来到美国，他的英语发音有着明显的德国口音，而他的弟弟是6岁时来美国的，据说没有德国口音。

为什么随着年龄的增长，我们丧失了完美无缺地说一门新语言的能力？孩子对各种各样的声音都很敏感，但是他们逐渐失去了辨别或发出某些声音的能力，除非他们在6岁前或更早的时候听过或发出过这些声音。例如，日本成年人无法区分"r"和"l"

的发音，然而，7个月大的日本婴儿能像美国儿童一样轻而易举地识别这两个发音；到10个月大的时候，日本婴儿已经失去了一些辨别"r"和"l"音的能力，而美国婴儿在10个月大的时候比3个月大时更善于辨别这两个发音。从这个研究可以看出，对于婴儿来说，在6—12个月大时学习辨别各种不同的语言发音至关重要。在所有语言中，人们确认了869个声音或者音素，而6—8个月大的婴儿大概可以辨别所有这些音素。

在这之后，他们只使用一个子集——他们听到从而能辨别的子集。相反，年幼的儿童几乎可以模仿成年人发出的任何声音，但这种能力也会随着年龄的增长而丧失。在18个月大时，婴儿开始发出他们所接触的语言特有的声音，他们发出其他语言特有声音的能力慢慢消失了。

如果一个孩子在出生后头6～10年没有接触过任何语言，会发生什么？幸运的是，记录在案的实例很少，但结果惊人地相似。最近的一个例子是关于小女孩吉妮（Genie）的，此事发生在20世纪60年代。在她20个月大的时候被患有精神病的父亲锁在一个黑暗的房间里。在十多年里，这位父亲和她那被恐吓的哥哥只对她咆哮或吠叫。在她13.5岁被别人找到的时候，她非常沉默。人们对她进行了大量的语言教学尝试，但经过3年的训练，她仍然不能说得很好；她的语言能力至多只有4岁儿童的水平。她发出语音既费力又口齿不清。在没有语境线索和手势的情况下，她往往无法理解话语的含义，在正常语言和综合能力方面，她明显发育迟缓。她的情况有一些混淆因素，即她在被监禁期间几乎完全隔离于感觉和情感事件，人们对于她是否智力发育迟滞尚且存疑。然而，吉妮在语言学习上的失败与维克多（Victor）相似，维克多是"艾弗里龙森林的野孩子"，19世纪早期独自生活在森林里。据推测，他小时候被遗弃，但设法生存了下来，直到12岁或13岁时被抓获。维克多和吉妮一样，从未发展过正常语言技能，尽管人们付出了巨大的努力来教他这些技能。在文学作品中也有这样的例子，早年失聪的人在成年后听力恢复了，却没有学会有效地说话。

在关键期，大脑的语言区域发生了什么？当然，我们不能像记录动物在关键期的视觉区域那样记录这些区域的神经元，所以我们只能猜测。然而，具有吸引力的想法是，就像在视觉皮质发育的关键期，神经元可以获得或失去管辖区，突触重新排列并形成新的突触，这取决于语言经验。这一概念可以扩展为，在6—12个月大时，神经回路已经形成，以辨别和发出所有可能的语音并获得语法。如果回路没有被使用，它将被重新安排以适应母语，甚至可能丢失。"用进废退"这句格言或许适用于语言发展，就像它适用于视觉发育那样。

同样与视觉系统类似，语言不同属性的习得有各自的关键期。语音辨别的关键期可能是最早的；婴儿直到6个月或7个月大时，都可以辨别所有可能的人类语音；但在10—12个月大时，这种能力已经有所减弱，婴儿可能开始表现出语音辨别能力的缺失。关于声音的产生，似乎直到5—6岁，儿童都可以学会完美地讲一门语言而没有口音，尽管一些研究人员认为这一关键期可延伸至青春期，至少对一些儿童来说是这样的。需要强调的一点是，语言习得的关键期不会在某个特定的年龄突然停止，但随着时间的推移，语言习得的各种能力会逐渐下降，这在人与人之间差异相当大。

关于语法的习得，一项针对来到美国的中韩儿童的细致研究表明，经过10年将英语作为第二语言的经历，那些在7岁之前到达美国的人对英语语法的掌握与英语母语者相同；而7岁之后来到美国的人，语法技能与他们到达美国的时间有关。在7岁之后到达美国的人群中，早到者比晚到者更熟练。17岁以后来到美国的人，他们的语法技能永远也达不到早到者的语法水平，而且到达年龄不再对语法技能产生多大影响。因此，语法的关键期可以延长到青春期，但至少对一些儿童来说，关键期早在7岁就开始关闭了。

关于词汇学习，似乎没有一个关键期。我们可以在一生中学习新词语、新名称和新表达。当然，儿童比成年人学得更快。对许多人来说，词语学习水平在高中开始下降，但是大学生显示出了词语学习能力的大幅提升；研究生和职业院校的学生也是，当他们在新的领域和专业开始学习时，会接触大量新词汇。在第十一章，我会再回到成年人的记忆和学习的问题上来。

鸟　　鸣

　　因为语言是人类特有的，从神经生物学的角度来研究语言发展，就像通过研究缺乏视觉经验或视觉剥夺的动物来研究视觉系统一样，是很困难的，事实上也是不可能的。然而，动物的一些系统与人类语言有一定的相似性，这些系统可以进行详细的分析。鸟鸣就是这样一个例子。

　　在现存的8500种鸟类中，大约一半是鸣禽。鸟叫声有很多用途，包括吸引配偶、保卫领地或仅仅指示一只鸟的位置或存在。同种鸟类的鸣叫声相似，但也可能在相当短的距离内，鸣叫声就有很大的差异。例如，图10.1b 显示了在旧金山湾附近的两个地点（伯克利和日落海滩）记录的白冠雀的声谱图。鸟类的声谱图在这些地方的每个区域都是相似的，但令人惊讶的是，这两个区域之间存在差异。因此，就像人类的方言一样，不同地域的鸟叫声也不尽相同。

　　鸟鸣和人类语言一样，具有很强的多样性。有些物种，比如白冠雀，只有一种带有地理多样性的基本鸣叫声；但其他物种有很多不同的鸣叫。例如，某些鹪鹩可能有多达150种鸣叫。鸣声单位（音节）的数量随着鸣声的不同而有很大的不同，从金丝雀的30个音节到棕色打杂鸟的约2000个音节。这类似于人类不同语言中语音（音素）的多样性——从少到15个音素到超过140个音素。鸣禽的另一个特征是，有些鸣禽，如斑胸草雀，一生的鸣叫声完全相同；而另一些鸣禽，如金丝雀，每年都在改变鸣叫声，会在其间加入新的音节。

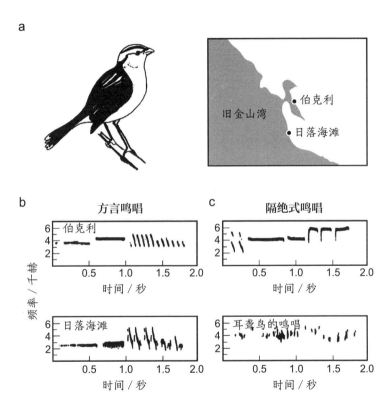

图10.1 加州旧金山地区的伯克利和日落海滩的白冠雀看起来是相同的，这两个地方相当接近（a）。然而，这两个地方的白冠雀的叫声是不同的（b）。鸟鸣的鸣唱表征被称为声波图，声频（音高）被绘制成时间的函数。（c）隔离饲养的鸟鸣很不一样，这种隔绝式鸣唱比正常的鸟鸣简单。若鸟类在学会鸣叫之前就耳聋，也会表现出极不正常的鸣叫声。

鸟鸣是如何发展的？我们再一次看到了与人类语言习得的惊人相似之处。幼鸟通常会从它们父母那里学习听到的鸣叫声。它们对自己种系的鸟鸣声表现出了强烈的偏好，但如果只接触其他种系的鸟鸣声，它们就能习得这些鸣叫声。的确，如果幼鸟适当地接触这些鸣叫声，它们就会习得比同类的鸣叫声更复杂的鸣叫。幼鸟对自己种系的鸣叫声有强烈的偏好，表明它们对这些鸣叫声有先天的神经回路；然而，和人类一样，它们似乎也有能力习得某些其他的鸟鸣声，所以它们也必须有一个合适的回路模板来实现这种学习。当鸟类第一次学习鸣叫时，它们经常表现出一种亚鸣声，这种声音可能类似于人类婴儿的咿呀学语。接下来，幼鸟通常会发出含有可识别的成年鸟鸣片段的声音，最后，它们开始发出成年鸟的鸣叫声。

鸟鸣学习包括鸣叫记忆和鸣叫发声两个部分，鸣叫记忆存在一个关键期或敏感期，而鸣叫发声可能也存在。当小鸟长到差不多2周大的时候，它们的鸣叫记忆期就开始了，白冠雀和另一种典型物种斑胸草雀的记忆期大约可持续8周。虽然小鸟在2周大之前就能听到声音，但如果在第二周之前听到自己种系的声音，它们是无法记住的。相反，如果它们在3—4个月大之前没有听到任何鸟鸣声，就永远不会正常地鸣叫。有趣的是，整个关键期在隔音环境中长大的鸟类最终会鸣叫，但只是一种"隔绝"的鸣叫声，缺乏正常鸟鸣的谱频和时间特性（图10.1c）。另一方面，如果一只幼鸟仅仅在关键期的其中几天听到正常的鸣叫声，它也能立刻学会并像成年鸟那样准确地鸣叫。正如上面提到的，幼鸟可以学习其他鸟类的鸣叫声，但如果陌生的鸣叫声与它们的正常鸣叫声相差甚远，它们就会发展出独立的鸣叫声。此外，如果只能接触到陌生的鸣叫声，虽然鸟类可以学会，但是它们需要比学习同类的鸣叫声更长的时间。

如果幼年斑胸草雀在鸣叫记忆的关键期开始时暴露在正常的鸣叫中1周——或者有足够长的时间让它记住鸣叫声——随后与正常鸣叫声隔离，或者暴露在陌生鸣叫声中，对它的鸣叫声几乎没有影响。学习鸣叫的关键期实际上是在鸟儿接触正常鸣叫1周后结束的。另一方面，如果鸟在关键期开始后被隔声数周，然后听到正常的鸣叫声，它能很快学会，但这种能力明显随着年龄的增长而下降，并在3—4个月大之后消失。鸣叫声如何呈现也很重要。用扩音器播放正常的鸣叫声对年幼的北美歌雀效果很好，但对50天以上的北美歌雀效果就不一样了。年长的鸟需要一只活的导师鸟来帮助它学习鸣叫。然而，在其他物种中，训练一只年长的鸟并不需要一个活的导师——一个录制的导师就可以了。

鸟类学习鸣叫——也就是鸣叫发声——是一个与鸣叫记忆截然不同的过程，白冠雀的鸣叫发声发生在鸣叫记忆的几个月之后。鸣叫发声也可能受到一个关键期的制约，虽然还不是完全能够确定这一点。学习发声显然需要听觉反馈，因此如果一只鸟在鸣叫记忆之后，但在开始鸣叫之前，内耳被破坏而失聪，那么它就不能发出正常的鸣叫（图10.1c）。如果一只鸟在学会鸣叫后失聪了，它通常还能继续正常地鸣叫，不再需要声音反馈。

在鸟类的前脑中已经发现了控制鸣唱产生和学习鸣叫发声的特定区域。也可能有专门用于鸣叫记忆的领域，但这些还没有确定。在雄性鸟类寻找配偶和鸣叫的时候，雄性大脑中的某些核团（神经元群）的体积增大，这使得鸣叫产生和发声学习区域首次被识别出来。两种不同的系统已经被确认：一种位于前脑后部，负责鸣声的产生；另一种位于前脑前部，负责发声学习。图10.2说明了这两个系统。

前脑的两个后侧区域参与了鸣唱的产生：高级发声中枢（higher vocal center，HVC）与弓状皮质栎核（robust nucleus of the arcopallium，RA）。当鸣禽开始鸣唱时，神经活动将会从HVC扩散到RA，并直抵控制声带肌肉运动的后脑舌下神经核。因此当HVC与RA受损时，鸣禽便失去了唱歌的能力。鸣唱产生的前侧通路也由两个神经区域组成，嗅叶X区（area X）、前巢状皮质巨细胞核外侧部分（lateral portion of the magnocellular nucleus of the anterior nidopallium，LMAN）与丘脑背外侧核（dorsolateral thalamic nucleus，DLM）。如果鸣禽正在学习发声时LMAN区域受损，那么它的发声或鸣唱将会滞留在受损前所达到的水平，不会进一步发展，这只鸟就不会发展出成熟的鸣唱。同样，嗅叶X区受损也会使得鸣禽不能获得稳定的成年鸣唱能力。

参与鸣禽声音产生与鸣唱学习的特定细胞群现已明确，这有助于研究其声音产生与发声学习的神经回路，以及该回路在发育过程中如何进行调整。

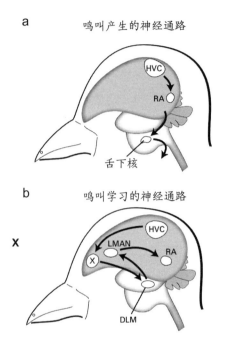

图10.2 （a）鸟类鸣叫产生的神经通路。当一只鸟鸣叫时，神经活动从高级发声中枢（HVC）到弓状皮质栎核（RA），再到舌下核（舌下核包含控制发声肌肉的神经元）。（b）学习鸣叫时，HVC激活X区，X区激活丘脑背外侧核（DLM）。从DLM发出的轴突投射到前巢状皮质（LMAN）的巨细胞核外侧部分，后者反过来将轴突发送到RA。

人类的语言区

人类的语言主要由大脑皮质的一些区域控制，布洛卡区和威尔尼克区是人们识别出来的尤其重要的两个语言脑区。然而，语言也依赖于我们区分言语声音和发出复杂言语声音的能力。因此，听觉和运动系统对语言和言语也有贡献。当然其他神经系统也参与其中。

语言核心区域之一的布洛卡区位于大脑皮质的额叶，靠近初级运动皮质中发起面部、口腔和舌头活动的区域（图10.3），主要负责言语发音与产生。布洛卡区是以19世纪法国神经病学家和人类学家皮埃尔·保罗·布洛卡（Pierre Paul Broca）的名字命名的。他研究那些失去说话能力的人，即被称为失语症的病人。他发现许多病人在大脑皮质的该区域（如今以他的名字命名）受到

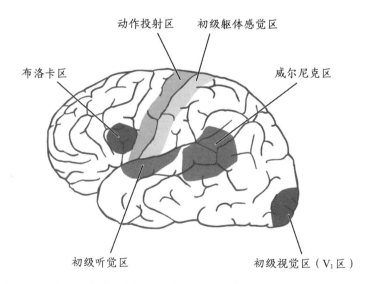

图10.3 左侧皮质的外侧面观。布洛卡区毗邻初级运动区中与面部、舌头和下颌活动有关的区域。威尔尼克区位于初级听觉区和初级视觉区之间。

了损伤。这类病人知道自己想要说的话，但是他们说出词语的能力受损。他们常常不能形成恰当的言语声音。布洛卡研究的第一个病人名叫坦（Tan），因为他只能说出"坦，坦，坦"（偶尔夹杂着咒骂声）。布洛卡区损伤也会导致书写障碍，甚至是手势语障碍。因此，布洛卡区显然涉及语言的更多方面，而不仅是言语发声。比如，人们普遍认为布洛卡区在语法加工中起着重要作用。

第二个语言区被称为威尔尼克区，这个脑区是以德国精神病学家卡尔·威尔尼克（Carl Wernicke）的名字命名的。它位于大脑皮质的颞叶，处在初级听觉和视觉区之间。这两个区域是大脑皮质首先加工听觉和视觉刺激的区域（图10.3）。威尔尼克区损伤的患者的典型困难出现在言语理解、阅读和写作方面。他们能很好地发音，但是用词不恰当。他们说的话很清楚，但是他们说的句子通常没有意义。正如我之前提到的，许多神经系统参与语言，所以大脑其他部分损伤也会带来语言障碍，但是布洛卡区和威尔尼克区显然是生成有意义语言的关键。

布洛卡区和威尔尼克区有一个奇异的特征：通常只位于大脑的一侧，一般是左侧。在人群中大概有95%的人的布洛卡区和威尔尼克区在大脑左半球；只有5%左右的人在大脑右半球。更多左撇子（约20%）的语言区在大脑右半球，但是即使是左撇子，大多数人（约70%）的语言区还在大脑左半球。有趣的是，大约10%的左撇子的大脑左右半球都有语言区。

因此，大约97%的右撇子的语言区域位于大脑的左侧。那么在大脑右侧的类似区域发生了什么呢？来自临床的信息为我们提供了一些可能的猜想。布洛卡区损伤并有严重失语症的个体往往歌唱得很好，这意味着他们的音乐能力位于大脑右半球，也就是与布洛卡区相对应的区域。与布洛卡区相对应的右半球区域损伤的个体可能会丧失唱歌或演奏乐器的能力，但他们说话完全正常。

为什么言语区域仅限于一个半球？没有人知道原因。言语区主要位于左半球会产生什么后果？对于正常人来说，后果微不足道。心理学家已经发现，与左视野相比，当单词闪现在右视野时，被试能更准确、快速地识别单词（记住，身体右侧的感官信息是由左侧大脑处理的）。所以，当信息在两个半球之间传输时，有些东西会丢失。但一般的共识是，大脑半球之间的信息交换非常高效，这是由连接两个半球的大量轴突（胼胝体，图10.4）所介导的。在某些个体中，胼胝体因该区域的肿瘤或无法治愈的癫痫而被手术切除。在这些个体中会表现出明显的障碍。虽然这些人可以很容易地命名放在右手中的物体，或者描述在右视野中看到的事件，但当物体或事件在左边或在左视野中时，他们无法用语言描述触摸到或看到了什么。他们能意识到对象或事件的存在，但不能描述它们。他们对物体和事件的感知与语言中枢之间的联结断开了。

其他功能是否局限于一个半球呢？我们所知道的两个半球的代表性并不是普遍规律。然而，某些功能似乎可以由一个半球或另一个半球更好地来完成。例如，除了说话、阅读和写作，算术计算和复杂的自主运动可能主要由左半球来调节。对于惯用右手的

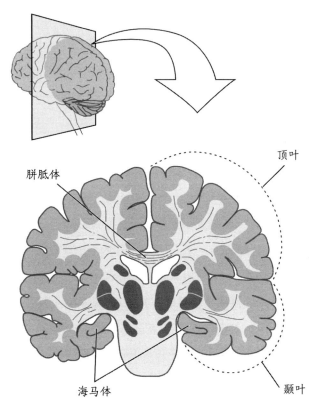

图10.4 垂直切面的大脑冠状图中显示了胼胝体，它由许多连接两个半球的轴突组成。图中还显示了海马体，卷曲在颞叶内后侧。

人来说，右手在需要特殊技能的动作上优于左手，这无疑反映了左半球皮质的优势。相反，左撇子的右脑皮质具有支配地位。

大多数人的右半球似乎更关注复杂的视觉、听觉和触觉模式识别。空间感觉、直觉、歌唱和音乐创作以及大多数人的面孔识别主要是右脑的功能。在上面这些能力中，有人之所以擅长这样或者那样，是因为一侧大脑半球更加发达、更占主导吗？尽管这是一个有趣的假设，毫无疑问也有一些这方面的实例，但还是缺乏支持这个假设的具体证据。

探索人类大脑

人类大脑的语言能力是独一无二的。毫无疑问，大脑还有其他一些独特的能力，虽然没有被很好地定义或理解，但大脑构成了我们智力和丰富精神生活的基础。我们怎样才能更好地理解人类的大脑呢？我们不能经常从人类脑组织的神经元记录信号，也不能像在动物身上那样在人类身上做实验。但临床案例提供了丰富的信息，在这本书中，我给出了几个局部皮质或其他脑损伤患者的例子，他们表现出了特定的神经功能缺陷。布洛卡区还有其他几个皮质区域就是这样被发现的。我们还能通过其他方式获得关于人脑的信息吗？有一种治疗癫痫的手术方法已被证明是有用的，它是加拿大神经外科医生怀尔德·潘菲尔德（Wilder Penfield）在20世纪30年代末发明的。当大脑中的一群神经元自发地活跃起来并刺激出横扫皮质的异常神经活动时，就会癫痫发作。这会引起行为上非自主性的和频繁发作的巨大变化，通常伴随着意识的丧失。癫痫通常是由一小群病变或受损的细胞引起的，这些细胞启动了一系列同步的脑活动。手术的目的是切除异常的细胞。

这种外科手术试图切除尽可能少的脑组织。为了做到这一点，潘菲尔德利用了大脑本身没有疼痛纤维这一事实；大脑可以被触摸，甚至被切割，而病人什么也感觉不到，但是神经元可以从大脑表面被电刺激激活。所以潘菲尔德用一个小的电子探针刺激大脑皮质的不同区域，寻找导致癫痫发作的异常细胞。通过移除覆盖在疑似藏有异常细胞区域上的头骨，大脑就暴露出来。这部分手术是在病人头部和颅骨局部麻醉，病人处于睡眠状态时进行的。一旦大脑皮质暴露出来，病人就会保持完全清醒。在手术的主要部分，外科医生与病人交谈，记录感觉、动作、感受，甚至是情绪。外科医生可以刺激正常皮质来寻找异常细胞，从而有机会看到刺激皮质会在病人身上产生什么效应。潘菲尔德的一些研究结果不同寻常。

刺激初级感觉区域会引起与被刺激区域相应的感觉。例如，位于大脑后部枕叶的初级视觉区域受到的电刺激通常会引起视觉反应——病人报告有一道闪光。刺激大脑两侧（颞叶）的听觉区域可能会使患者听到声音，而刺激顶叶的初级躯体感觉区域通常会产生被触摸的感觉。

刺激初级运动皮质（引发精细运动的地方）通常会导致身体的一个小动作，如弯曲手指或牵动脸部的一部分。这些具有高度可重复性的效应促使潘菲尔德回到先前受到刺激的区域，并引发了同样的反应。通过这样做，他可以详细地绘制大脑的感觉区域和初级运动区域（图6.7，潘菲尔德图）。例如，视野映射到初级视觉区域，而身体表面的表征沿着初级躯体感觉皮质。这些映射是一致和连贯的，却是变形的。这在初级躯体感觉和运动区域的映射上表现得最为明显。在这些区域，身体的表征被映射到皮质表面。一些拥有更高的触觉敏感度或更精细运动的身体区域——如手指、手、脸和嘴唇——占据了过多的皮质。大脑皮质更多地用于表征它们更能控制或感觉的身体部位，而不是我们较少控制和感觉，比如我们的脚和脚趾。也许潘菲尔德得到的最令人惊讶的结果是他刺激了更多的颞叶腹侧区域发生的情况。在某些情况下，这样的刺激会在病人身上唤起生动的记忆，以至他们相信自己正在重温这一段经历。他们不仅能记住一个事件的细节，还能感受到与该事件相关的情感。这些事件不一定是个人生活中的重大事件。例如，一位母亲回忆说她在厨房里听她的小儿子在外面玩耍。她能意识到周围的噪声，包括过往车辆的声音。

刺激颞叶唤起记忆的最好例子之一是当一位年轻女性大脑皮质的某个特定区域受到刺激时，她听到乐器在弹奏一首歌。每当这个区域受到刺激时，她就会听到同样的歌曲，并且所触发的音乐总是在同一个地方开始。音乐对她来说是如此清晰，以至她相信那是手术室的留声机播放的。后来，她写信给潘菲尔德，描述她所听到的："有一些乐器……就像由管弦乐队演奏的一样。我真的听到了。"她补充说："我在手术室里听到这个声音后，能记住的东西比三四天之后多得多。这首歌现在对我来说不像在手术室里那样真实。"

如何解释这些观察结果呢？因为这些"经验"反应很少被唤起——只有大约10%的颞叶刺激引起了这样的反应。尽管很明显，记忆可以通过刺激颞叶皮质的某些部分来唤起，但很难得出确切的结论。此外，被唤起的记忆的丰富性表明，记忆可以储存得比我们意识到的或通常能够回忆的更详细。最后，患者在被唤起的记忆中感受到了情绪，这意味着大脑皮质的刺激可以将很久以前的经历带回意识。这种记忆只有在颞叶受到刺激时才会被唤起，这一事实表明，颞叶在记忆储存中具有核心作用。事实上，我们现在有大量的证据表明，大脑中位于颞叶后面的海马体（图10.4）对人类和其他哺乳动物的长期记忆巩固至关重要。

脑 成 像

在过去40年里，强大的非侵入性成像技术已经被开发出来，这使得研究人类清醒时的大脑，甚至做出行为时的大脑成为可能。这些技术提供了丰富的关于人类大脑结构的新信息，特别是阐明了大脑皮质许多部分的功能，尤其是联合区域。脑成像已经彻底改变了对人类大脑的研究，使神经科学家能够确定许多大脑区域的作用和功能。

这些技术使研究人员能够在被试执行神经任务时观察大脑的哪些部分是活跃的。这些方法是基于这样一个事实，当一个大脑区域活跃时，流向该区域的血流量会增加。脑组织需要氧气来维持功能（见第一章）；更大的血流量允许局部氧气和葡萄糖水平增加来维持神经元所需的能量。脑成像技术通常测量的正是氧或葡萄糖的增加程度。这在正电子发射断层扫描（positron emission tomography，PET）中是通过向被试注射有放射性标记物的氧或葡萄糖，同时呈现刺激或要求被试完成一项任务，然后确定发生放射性升高的位置来实现的。放射性同位素的效果是短暂的，因此是安全的；放射性原子的衰减产物由头部周围的扫描装置检测和定位。功能性磁共振成像（fMRI）是随后发展起来的一种技术，它直接测量血液流量的增加，不需要向被试注射任何物质。

这些结果巧妙地扩展了来自大脑损伤研究或皮质刺激实验的早期发现。图 10.5 呈现了被试看和听单词时的脑部扫描图像。刺激或任务会激活大脑皮质的不同区域。在一个区域产生的活动会促进更多的血液流向该区域，如图中白色区域所示。当受试者听单词时，初级听觉皮质和威尔尼克区活动最活跃。当受试者看单词时，枕叶初级视觉皮质和次级或视觉联合区域（沿着从枕叶到颞叶的大脑皮质腹侧的"what"通路）的活动增强。

这些数据证实了关于这些大脑区域作用的早期发现也提供了大脑如何加工信息或完成运动任务的新认识。这些成像技术的效能还有待实现，它们的分辨率还很粗糙，但重要的新发现已经出现。丹麦科学家佩·罗兰德（Per Roland）提供了一个激动人心的例子，他想知道大脑是如何控制运动的。他要求被试做一系列复杂的手指运动。如其预期，他观察到引发手指运动的初级运动皮质区域的活动增强。但他也观察到了在额叶的另一个区域的活动，这个区域叫辅助运动区（图 10.6），是前运动区的一部分。已知前运动区与初级运动区的活动有关，但它们的确切作用尚不清楚。然后，罗兰德要求被试在不移动手指的情况下进行

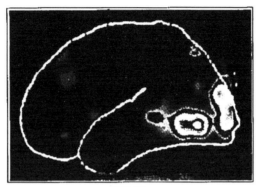

看单词

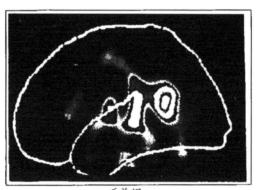

听单词

图10.5 一个被试看单词（上）或听单词（下）的 PET 扫描图像。当一个人看单词时，他的初级视觉区域和次级视觉区域的活动会沿着"what"路径增加。听单词时，初级听觉皮质和威尔尼克区活动增加。

复杂手指动作的心理演练。他观察到活动增强的区域只发生在前运动区，而不是在初级运动皮质！这些数据表明，辅助运动区有助于规划和设计动作活动，而初级运动皮质是启动熟练动作

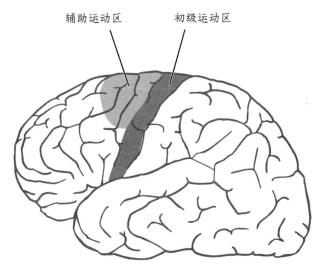

图10.6 皮质的表面观，显示出了辅助运动区——一个与初级运动皮质相邻的前运动区。

活动的脑区。

目前，许多研究人员正在利用这些新技术并改进研究方法。虽然现在下结论还为时过早，但一些令人瞩目、激动人心的发现已见诸报道。例如，斯蒂芬·科斯林（Stephen Kosslyn）在哈佛大学的研究表明，当我们在脑海中形成某物的图像时（比如想象史努比长长的下垂的耳朵），枕叶皮质的视觉区域会更加活跃，就好像我们真的看到了史努比的照片。

我们面临的挑战是给被试提供一个刺激，或者需要一个足够具体的任务，使一个或有限的大脑区域表现出活动的增强。要呈现一个能清晰地解释结果的刺激或任务并不容易。虽然激活大脑的大部分区域很简单,但将激活限制在特定脑区困难得多。另一个问题是,当被试完成一项任务时,大脑活动模式可能会发生变化。因此,选择一个重复出现又对被试来说保持新颖的任务至关重要。这些技术问题无疑将通过进一步的实验加以克服。随着分辨率的提高,越来越小的大脑区域可以被可视化,我们对大脑区域的作用以及在大脑执行任务时如何相互作用的理解将会显著增加。

随着脑成像技术将功能定位到特定脑区方面的巨大成功,其他探索人脑的非侵入性技术也得到了发展。其中最简洁的技术之一是经颅磁刺激。根据所选择的参数,磁束聚焦于特定的大脑区域,可以刺激该区域或使该区域失活。例如,如果选择了失活参数,并且在被试倒序数数时把磁束聚焦在布洛卡区,那么当磁束处于启动状态时,数数就会中断,被试无法清楚地说出适当的数字。一旦磁束被关闭,被试就会按顺序说出正确的数字,而磁束启动时,序列的数字无法清晰地说出来。

第 十 一 章

记住事物：学习和记忆

··

　　一个人只有开始失去记忆，哪怕只是点滴，才会意识到记忆
是生命的源泉。没有记忆的生活根本谈不上生活……记忆是我们
的连贯性，我们的理性，我们的感情，甚至是我们的行为。没有
它，我们什么都不是……

　　　　　　——西班牙电影导演路易斯·布鲁埃尔（Luis Bunuel）

　　在布鲁埃尔的回忆录中，这个动人而又可怖的部分提出了一
个基本问题，涉及了临床、实践、存在主义和哲学：若一个人失去
了他的大部分记忆，同时失去了他的过去，以及他的时间观念，
那么这样的人会面临什么样的生活（如果还有生活的话）、什么
样的世界和什么样的自我？这立刻让我想起了我的一个病人，这
些问题可以从他的身上得到准确的例证：1975年，迷人又聪明的
吉米·G.带着一张神秘的转院证明来到我们位于纽约市附近的养
老院，上面写着："无助、疯狂、困惑和迷失方向"。

　　吉米长相帅气，有一头卷曲的灰发，健康英俊，49岁，个性开
朗，友好热情。

"嗨，医生！"他说，"早上好！我可以坐在这里吗？"他是一个和蔼可亲的人，随时准备和我交谈，回答我问的任何问题。他告诉我他的名字、出生日期以及他出生的康涅狄格州的一个小镇的名字。他向我仔细地描述了他的家乡，甚至给我画了一张地图。他谈到他家曾经住过的房子——他仍然记得他们的电话号码。他谈到他的学校和学生时代、他的朋友以及他对数学和科学的特殊爱好。他满怀热情地谈起他在海军的日子——1943年，他17岁，应征入伍时刚高中毕业。凭着良好的工程头脑，他在无线电和电子领域展现出了惊人的天赋。在得克萨斯州参加了一个速成培训课程后，他成了潜艇上的无线电助理操作员。他记得他服役过的各种潜艇的名字、它们的任务、它们驻扎在什么地方以及他的战友们的名字。他记得莫尔斯密码，而且仍然能熟练地使用莫尔斯密码交流和打字。

这是一段充实而有趣的早年生活，记忆犹新，细节生动，充满感情。但是，由于某种原因，他的回忆停止了。在对过去的回忆和重温中，吉米充满了活力；他似乎不是在谈论过去，而是在谈论现在。当他的描述从学生时代过渡到海军时代时，我对他回忆中的时态变化感到非常震惊。他在对学生时代的描述中一直在使用过去时，但描述海军时代时，他使用的是现在时——而且（在我看来）不仅仅是在回忆中使用正式或虚构的现在时态，而是实际的现在时态。

我突然产生了一种不可思议的怀疑。

"G先生，今年是哪一年？"我问道，用一种漫不经心的态度掩饰着我的困惑。

"伙计，现在是1945年啊。你这话是什么意思？"他接着说，"我们赢了战争，罗斯福已经死了，杜鲁门掌权。未来的日子一片光明。"

"你呢，吉米，你多大了？"

奇怪的是，他犹豫了一会儿，好像在进行计算。

"啊，我想我19岁了，医生。下个生日我就满20岁了。"

看着眼前这个白发苍苍的男人，我有一种冲动，为此我一直无法原谅自己。这种冲动对吉米来说会是极端残忍的——如果吉米还记得这件事的话。

"到这里来。"我说着，把一面镜子推到他面前。"照照镜子，告诉我，你看到了什么？那是一个19岁的少年吗？"

他突然脸色发白，双手抓住椅子的两边。"天哪！"他低声说。"天哪，怎么回事？我怎么了？这是一场噩梦吗？我疯了吗？这是个玩笑吗？"——他变得惊慌失措。

"没事的，吉米。"我安慰他说。"这只是一个错误，没什么好担心的。嘿！"我把他带到窗前，"这不是一个美好的春日吗？你看到孩子们在打棒球了吗？"他的脸恢复了血色，开始微笑起来，我偷偷地走了，带走了那面可恶的镜子。

2分钟后，我又走进房间。吉米还站在窗边，高兴地看着孩子们在下面打棒球。当我打开门时，他转过身来，脸上露出了愉快的表情。

"嗨，医生！"他说，"早上好！你想跟我说话吗？我坐这儿可以吗？"他那坦率、开朗的脸上没有任何认出我的迹象。

"我们以前见过面吗，G 先生？"我装作漫不经心地问。

"不，我不觉得。你的胡子可真长。如果我们见过，我不会忘记你的，医生！"

　　——节选自 Oliver Sacks《错把妻子当帽子》(*The Man Who Mistook his Wife for a Hat*，New York，NY: Harper and Row，1970)

吉米·G. 患有一种叫作科萨科夫综合征的疾病。谢尔盖·科萨科夫（**Sergei Korsakoff**）是俄国人，他在1887年发表的一篇论文中描述了患有这种疾病的病人。他写道："这些病人的近期记忆几乎完全受损，对近期事件的印象很快就消失了，但能很好地回忆起对很久以前的印象，因此病人的聪明才智在很大程度上并没有受到影响。"

早期文献中描述的许多这种疾病的患者都有严重的脑肿瘤，这些肿瘤不断恶化，最终导致死亡，但人们也发现酗酒可能会导致类似的症状，这种症状是永久性的，但不会恶化。这是吉米的问题。

正如第十章所指出的，怀尔德·彭菲尔德的实验通过刺激颞叶引发了记忆现象，这提示颞叶参与记忆，但具体是颞叶的什么位置负责记忆呢？现在有大量证据表明，海马体——位于颞叶下方的区域——是记忆的关键结构（见图10.4）。

1953年，一位患有严重癫痫的年轻人戏剧性而又悲剧地证明了海马体在形成长期记忆方面的关键作用。这位病人（HM）当时27岁，癫痫发作频繁，身体虚弱，无法工作或过正常的生活。医生认为他大脑两侧的海马体都有病变，所以通过手术切除了他双侧的海马体。在之前对其他患者的治疗中，只切除患者一侧大脑的海马体并没有显著的治疗效果。在切除了 HM 的双侧海马体后，医生非常沮丧地发现，他的癫痫虽然治愈了，但他的记忆再也不能保持超过几分钟。通过检查，HM 的短时记忆似乎没有受到损害，但长时记忆被永久性地破坏了。他可以记起手术前发生的事件，但新的经历或事实很快就被遗忘了。

心理学家对 HM 进行了大量研究，特别是加拿大心理学家布伦达·米尔纳（Brenda Milner）。40多年来，患者记忆事实或事件的能力几乎没有变化。他只能保持几分钟的记忆。如果他一直在思考一个事实或事件，他有时可以回想出有关的记忆；然而，一旦他分心，这个事实或事件很快就会被忘记。即使在40年后，他也不能很容易地认出米尔纳博士，他们每次见面时，她都得重新向他做自我介绍。但 HM 可以学习新的运动技能或日常动作，并保持很长一段时间。（例如，骑自行车就是一个复杂的运动技能学习的例子。）因此，心理学家通常会将记忆分为两种类型：陈述性记忆和程序性记忆。前者是对事实或事件的记忆，后者是对运动技能或日常动作的保持。陈述性记忆不能永久地储存在海马体损伤患者的大脑中。相反，程序性记忆可以在这类患者中保持，证据表明，小脑参与了程序性运动技能的学习和保持。当病人 HM 被要求执行一项运动任务来测试他是否保留了特定的技能时，他会否认他以前做过这项任务。但他后来的表现清楚地表明，他保留了之前学到的动作技能。但是，即使是正常人也常常不知道学到的运动技能的细节。例如，若骑自行车的人被问及自行车向右倾斜时他们会怎么做，大多数人会说他们将向左倾斜。但实际上，向左倾斜会增加右斜。他们所做的应当是转动车把来补偿倾斜。尽管医生已不再进行双侧海马体切除手术，但仍有像吉米·G. 这样的病人患有双侧海马体退行性疾病，这些患者通常无法形成长时记忆，这证实了海马体这一结构在长时记忆机制中的重要作用。

正如所料，神经科学家对海马体有极大的兴趣。大脑的这个区域有什么特别之处？它是否提供了大脑如何记忆事物的线索？尽管海马体的结构与其他大脑区域不同，但它的结构并没有提供任何关于这个问题的特殊见解。1973 年，两位科学家——蒂莫西·布利斯（Timothy Bliss）和特杰·洛莫（Terje Lomo）在英国研究海马体，他们进行了一项惊人的生理学观察，导致了随后研究的爆炸式增长，并一直持续至今。布利斯和洛莫发现，在对通向海马体的神经通路进行强刺激后，海马体神经元的突触后反应增强，即在强刺激后，海马体神经元对弱刺激的反应明显增强（图 11.1）。如果强刺激重复多次，可以诱导反应的增强持续数天甚至数周。这一现象被称为长时程增强（long-term potentiation，LTP），表明启动刺激可引起单个海马体神经元突触效能的长期变化。因此，LTP 是在记忆形成过程中如何在大脑中诱发长期变化的模型。

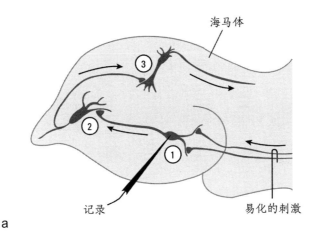

a

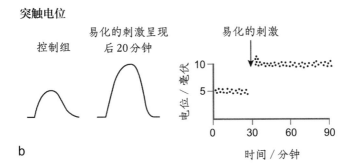

b

图 11.1 （a）海马体示意图。向支配齿状回神经元（1）的轴突呈现易化的刺激会引起这些神经元的长时程增强。向支配 CA3（2）和 CA1（3）神经元的轴突提供易化的刺激，也可以诱导 CA3（2）和 CA1（3）神经元的长时程增强发生。（b）长时程增强。左图是在易化的刺激前和在易化的刺激后 20 分钟测量的兴奋性突触电位，右图是在易化的刺激前后测量的突触电位图。

现有研究已经发现了很多有关 LTP 的机制，但是许多细节仍然未知。第五章中已经介绍了很多类似的机制，如海兔的神经系统在缩鳃反射的习惯化和敏感化时涉及的生理机制。Ca^{2+} 和 cAMP 以及蛋白质磷酸化均参与其中。一些证据表明，类似于海兔，突触前膜释放的神经递质会发生变化，但突触后神经元也会发生变化。涉及的神经调节机制包括激活第二信使级联，会导致在海马体神经元的 LTP 过程中发生许多生化变化。

除了 LTP，海马体神经元也会产生长时程抑制（long-term depression，LTD）。在启动刺激后，突触后海马体神经元的反应会受到长达几天到几周的抑制。涉及 LTP 的机制也可能解释 LTD，这些结果表明在长期基础上，神经元活动可以被抑制，也可以得到增强。有人认为和 LTP 相比，LTD 与记忆形成的关系更加密切，但这一观点缺乏确凿的证据。LTP 或 LTD 与记忆形成之间尚无明确的联系，尽管通过敲除（遗传手段）由 Ca^{2+} 激活的一种激酶，不仅会阻断 LTP，还会使小鼠在迷宫中的导航能力受到损害（见下文）。这些小鼠表现出了一系列缺陷和行为变化，因此关于这种激酶对 LTP 和记忆储存至关重要的结论仍是假设性的。

海马体对长时记忆的必要性的证据毋庸置疑，但海马体如何实现这一功能还不清楚。长时记忆不是永久地储存在海马体中的，而是可能转移到其他地方，例如大脑皮质的不同区域。这一观点主要来自对 HM 这类病人的观察，他们虽然有双侧海马体的损伤，但仍然能够回忆起自己生命早期发生的事情，但不能回忆起病变发生后发生的事情。记忆究竟是如何储存在神经元或神经回路中的，仍然是一个谜。最好的模型仍然是海兔缩鳃反射的长期习惯化和敏感化模型。在这个模型中，研究者观察到了突触数量和结构的变化，这表明在长期记忆的形成过程中，特定的神经元发生了生物化学和基因表达的变化。

　　一项已得到证实但令人好奇的发现是，在许多脑部疾病中，较早期的长时记忆比起较近期的短时记忆更加持久。随着脑部疾病的进展，患者的时间参考出现倒退的情况并不罕见。这种倒退也发生在我的祖父身上，他七八十岁时患有慢性糖尿病。他来到我成长的城市，最初知道他在哪里，能正确地辨认我们家的每一个人。然而，随着年龄的增长，他又回到了过去，认为我的母亲是他的妹妹，而我是他的儿子之一。此外，他认为自己是在中西部，那是他长大的地方，而不是在东海岸和我们在一起。渐渐地，他认为我母亲是他的母亲，把我认作他的兄弟。我们还不清楚，为什么旧的记忆往往比新的记忆对大脑疾病更有抵抗力？当我们发现长时记忆在我们的大脑中到底是如何以及在哪里储存时，这个谜题的答案也许会被揭晓。

　　除了对记忆巩固至关重要之外，海马体还有两个我们不太了解的特征。首先，成人的海马体仍有新生神经元。但这些新生神经元的功能仍是一个谜。它们似乎活不了那么久——也许只有一两年——而其他神经元却能存活一辈子。人们相信这些新生神经元在记忆巩固中发挥作用，但这种作用是如何发生的我们并不清楚。海马体中的新生神经元的数量随着年龄的增长而减少，但是环境因素，比如锻炼，可以增加这些神经元的数量。

海马体的第二个值得注意的特征是，当动物进入环境中的特定位置时，海马体中的一些细胞（称为位置细胞）会被激活。位置细胞的集群可以表示动物在环境中的空间位置。事实上，如果你记录小鼠在环境中移动时大量位置细胞的活动，你就可以预测动物在什么位置。因此，这些细胞可以编码动物周边环境的地图。有趣的是，当动物迁移到一个新环境中时，新的位置细胞就会出现，它们可以稳定数周至数月。因此，海马体在空间和时间记忆以及环境表征方面发挥着特殊的作用。

我们现在还知道，在海马体周围皮质区域发现的网格细胞可以为海马体提供输入，并在动物处于规则间隔的网格状空间排列时做出反应。据推测，这些信息被传递到海马体的位置细胞，但我们尚不清楚网格细胞和位置细胞之间的确切关系。

LTP的突触机制

弱刺激本身不诱导LTP，它们必须与强刺激配对，才能显示出LTP效应（图11.1）。神经科学家把这称为联想性，即刺激必须成对。LTP在另一个方面也表现出了联想性：诱导LTP需要突触前细胞和突触后细胞的共同激活，也就是说，必须激活产生突触的细胞和接收突触输入的细胞。

现在可以理解为什么突触前细胞和突触后细胞都必须激活才能引发LTP。这依赖于突触后细胞的突触上存在的一种受体分子。突触前轴突末梢被激活时可以释放一种化学物质——神经递质。神经递质通过突触间隙扩散，与突触后的受体蛋白相互作用。当跨膜电压降低（膜去极化）时，突触前末端被激活。

海马体突触释放的神经递质是谷氨酸。在 LTP 效应发生的突触中，突触后膜上的两种通道蛋白与谷氨酸相互作用（图 11.2）。这两种通道类型分别称为 NMDA 通道和非 NMDA 通道。NMDA（N-甲基-D-天冬氨酸）是一种特异性激活 NMDA 通道的化学物质，对非 NMDA 通道没有影响，因此可以用来区分这两种不同的通道类型。

非 NMDA 通道像大多数兴奋性通道蛋白一样广泛存在于大脑的不同突触中。当被谷氨酸激活时，它们立即打开，Na^+ 离子流入细胞并使其去极化。然而，NMDA 通道的工作方式更为复杂，它是产生 LTP 的关键。当细胞处于正常的静息状态时，突触前末端释放的谷氨酸与 NMDA 通道结合，但通道的开放会被阻断。只有当突触后细胞在一定程度上去极化时，NMDA 通道才会打开。这种阻断是由静息膜电位下位于 NMDA 通道入口的镁离子（Mg^{2+}）引起的。

细胞的去极化使细胞内部更加正电荷化，将带正电的 Mg^{2+} 离子推出通道口，其他离子就可以进入通道。在这里，NMDA 通道再次表现出差异：虽然大多数通道只允许带一个电荷的单价离子（Na^+ 或 K^+）通过细胞膜，但 NMDA 通道允许单价离子和带两个电荷的二价离子（Ca^{2+}）通过细胞膜，而 Ca^{2+} 进入细胞是 LTP 的关键。

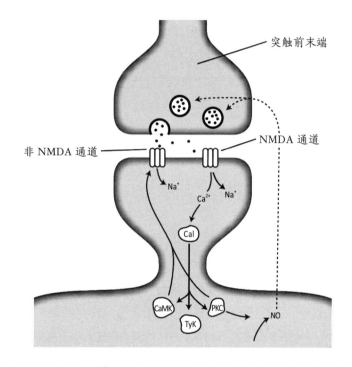

图 11.2　建立 LTP 的机制。当突触前末端去极化时，突触小泡会释放
谷氨酸，并与突触后膜上的通道相互作用。Na⁺ 可以通过非 NMDA 通道
进入突触后神经元，使突触后神经元去极化，激活 NMDA 通道，Na⁺ 和
Ca²⁺ 可以通过 NMDA 通道进入细胞。Ca²⁺ 与钙调蛋白结合，可以激活多
种激酶（CaMK、PKC、TyK）。其中，CaMK 和 PKC 使非 NMDA 通道磷酸化，
提高 Na⁺ 进入细胞的效率。PKC 还能促进细胞内一氧化氮（NO）的生成，
生成的一氧化氮可以扩散到细胞外并进入突触前末端，从而提高突触
前末端释放谷氨酸的效率。因此，LTP 是非 NMDA 通道对谷氨酸的反应
性增强以及突触前末端谷氨酸释放增强的结果。

Ca²⁺流入神经元是如何引发 LTP 的？在神经元内，Ca²⁺与一个钙结合蛋白（即钙调蛋白）结合。当被 Ca²⁺激活时，钙调蛋白可以激活多种激酶，从而改变它们的性质。这些激酶是我们的老朋友——磷酸化蛋白质。钙调蛋白可以激活神经元中至少三种不同的激酶，但它们增强突触后反应的机制仍不完全清楚。一种可能性是激酶使非 NMDA 通道磷酸化，增强它们对谷氨酸的敏感性，进而增强突触后反应。另外，激酶也可能是通过增加谷氨酸激活后允许进入细胞的 Na⁺的数量来增强突触后反应的。众所周知，非 NMDA 通道的磷酸化在不同的突触中都会发生。这是一种突触后机制。

也有证据表明，在 LTP 产生时，突触前末端的神经递质释放会增加，这提示，一种突触前机制可能发挥作用。这是怎么发生的呢？一项证据显示，突触后神经元中的激酶激活会产生信使分子，信使分子从突触后细胞扩散到突触前末端，增加突触前末端的神经递质的释放。一氧化氮气体被认为是一种信使分子，许多神经元中都存在产生一氧化氮的酶和基底。图 11.2 显示了建立 LTP 的机制。

长期LTP

我之前提到，LTP 有短期和长期两种形式。单个的强化刺激可以产生持续 1 ～ 3 小时的 LTP，而四个或更多的强化刺激则会产生持续数天至数周的 LTP。短期或早期 LTP 可以由图 11.2 所示的机制来解释,但长期或晚期 LTP 则涉及更精细的通路和细胞及突触的更持久的变化。例如,在长期 LTP 中会有新蛋白质的合成,而在短期 LTP 中则没有。

图 11.3 显示了长期 LTP 中所涉及的机制。在长期 LTP 中,也涉及 Ca^{2+} 激活的钙调蛋白。如果有足够的钙调蛋白被激活,它

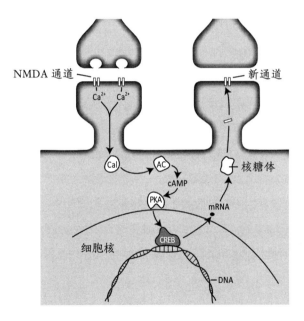

图 11.3 长期或晚期 LTP 的机制。Ca^{2+} 通过 NMDA 通道进入细胞,激活钙调蛋白(Cal),钙调蛋白(Cal)激活腺苷酸环化酶(AC)。AC 催化第二信使 cAMP 的产生,然后激活激酶 PKA。PKA 使转录因子 CREB 磷酸化,CREB 与细胞核中的 DNA 相互作用,引起基因表达和信使 RNA(mRNA)的产生。mRNA 离开细胞核,与核糖体相互作用,产生新的蛋白质。例如,新合成的蛋白质可以形成细胞膜上的新通道。

与腺苷酸环化酶相互作用，腺苷酸环化酶将三磷酸腺苷（ATP）转化为 cAMP。cAMP 与蛋白激酶 A（PKA）相互作用，引起转录因子 CREB（cAMP 反应元件结合蛋白）磷酸化。

如第三章所述，转录因子与细胞核中的基因区域（启动子区域）直接相互作用，打开或关闭基因表达。当一个基因被打开时——也就是被表达时——基因的 DNA 会转录成另一种稍微不同的核酸 RNA，作为制造蛋白质的代码。信使 RNA 从细胞核转移到细胞质，在细胞质中，核糖体将 RNA 携带的信息翻译成蛋白质。通过这种方式，新的蛋白质被合成，例如，增加新的通道蛋白或者形成全新的突触，甚至在神经元上产生新的分支，进而导致突触的强化。

LTP和记忆

此前提到的实验都没有提供 LTP 用于储存记忆或参与长时记忆形成的证据。然而，一项空间记忆测试提供了令人印象深刻的证据，证明海马体 LTP 与小鼠的空间学习有关。这一测试被称为莫里斯水迷宫测试，以苏格兰爱丁堡大学的 R. G. 莫里斯（R. G. Morris）的名字命名。测试的工作原理如下。一只小鼠被放在水箱里，水箱周围有空间线索，它需要很快地学会寻找一个可以站立的水下平台。不管被放置到水箱的什么地方，一只训练有素的小鼠都会根据空间线索迅速游到平台上。如果平台被移除，经过训练的小鼠将进入平台所在的区域，并在那里搜索至少 60 秒

（即测试持续时间）。一旦小鼠学会了这个测试，它们可以在数周到数月的时间里回忆起这个平台的位置。

莫里斯和他的同事发现，如果 NMDA 受体被药物阻断，动物就不能学会平台的位置。小鼠在水箱中徘徊寻找平台。另一个实验区分了短期和长期的 LTP 对小鼠空间学习的影响。研究显示，敲除 PKA 或 CREB 蛋白后，小鼠经过训练后约 1 小时，在莫里斯水迷宫测试中表现良好（图 11.4）。但之后，它们会在水箱中随机游动寻找平台。这些小鼠的行为显示，它们似乎无法将早期的记忆转化为更持久的记忆。给予蛋白质合成抑制剂的小鼠在维持长时记忆方面也表现出了类似的缺陷。

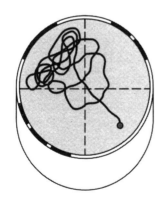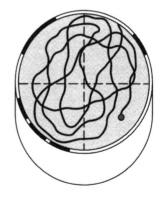

图 11.4　莫里斯水迷宫测试。将一只小鼠放置在水箱中，训练它根据周围的视觉线索找到一个水下平台，它会游到平台所在的象限，并在 60 秒的测试期间专注地寻找平台（左）。NMDA 受体被阻断或敲除的小鼠无法学习该任务，它在测试期间通常会在整个水箱中漫游（右）。

短时记忆

失去海马体和相关内侧颞叶结构的个体，如 HM，可以表现出完全正常的短时记忆。当面对新事物时，他们最初可以记住它，如果他们集中注意在"保持记忆"上，他们可以将记忆保持几分钟。然而，一旦分心，他们很快就会忘记刚刚呈现的内容。如上所述，他们已经失去了形成长时记忆的能力。

因此，长时记忆依赖于海马体，但短时记忆必须发生在内侧颞叶以外的某个脑区，因为即使在没有这些结构的个体中，它们也会持续存在。此外，尽管早期和晚期的 LTP 都发生在海马体，但早期 LTP 与短时记忆无关。LTP 的早期和晚期形式更有可能代表了长时记忆形成的不同阶段。为了支持这一观点，研究者证明，早期 LTP 和短时记忆的时间进程存在差异。早期 LTP 可以持续 1 ~ 3 小时，而大部分短时记忆在几秒内就会丢失，并且会在至多几分钟内完全消失。

我们对短时记忆了解些什么呢？我们知道，短时记忆非常脆弱。对头部的打击很容易破坏它，剧烈的精神活动也是如此。发生车祸的人往往记不住事故中或事故前的 10 ~ 15 分钟发生了什么。记忆需要时间才能变得稳定，并且抵抗消退。如第五章所述，短时记忆可能反映了正在进行的神经元活动，而持久的长时记忆可能反映了神经元的生化和结构变化。

很明显，我们在日常生活中接触的很多东西都忘记了，或者这些经历至少没有被储存到我们可以轻易获取的陈述性记忆中。我们记住的是那些新奇的、被关注的东西，那些对我们有意义或有特别情感内容的东西。大多数人都希望自己有更好的记忆力，但那些几乎能记住所有事情的人（确实有这样的人）却疲惫不堪。由于必须不断处理所有的无关信息，他们很难正常工作。著名的俄罗斯神经心理学家亚历山大·卢里亚（Alexander Luria）在他的著作《记忆大师的心灵》（*The Mind of a Mnemonist*）中描述了这样一个人——D. C. 舍列舍夫斯基（D. C. Shereshevskii）。舍列舍夫斯基能准确地说出卢里亚给他的一长串名单或数字，但他在日常生活中被这些无用的信息所淹没。在做记者的时候，他被发现是一名记忆大师，因为他从来没有为他所写的故事记过笔记，即使这些故事涉及大量引用。他可以回忆起最微小的细节，却难以理解事物的重要性，也难以对它们进行概括或抽象化。因此，他在报纸上发表的文章内容丰富，但缺乏重点。

工作记忆

如今，许多记忆研究者将工作记忆描述为一种短时记忆。这是一个专门的记忆系统，它可以在短时间内保存信息——我们接触到的新信息或刚刚的经历，或是我们用于计划特定的行为时从记忆中获取的信息。工作记忆中的信息会在几秒内迅速从活跃意识（active awareness）中消失，除非我们努力抓住它，这可以使其保持几分钟。

工作记忆的一个典型例子是查找并且记住一个电话号码，在拨打电话前，我们通常是通过在心里不断重复电话号码的方式来记住号码的 。显然，如果不能很快拿到电话，我们很可能忘记这个号码，不得不重新查找。如果我们在拨号前分心，也很可能忘记号码。

尽管大脑的其他区域对其也有明显的贡献，但工作记忆通常被定位在大脑的前额叶皮质。正如人们预料的那样，与工作记忆有关的前额叶脑区与海马体以及丘脑、顶叶皮质和布洛卡区之间存在着大量连接。加州大学洛杉矶分校的华金·福斯特（Joaquin Fuster）和耶鲁大学的帕特丽夏·戈德曼－拉基奇（Patricia Goldman-Rakic）及其同事的研究表明了神经元活动如何参与工作记忆。研究者记录了猴子在完成延迟反应任务时前额叶皮质的神经元活动。研究者最初训练猴子完成任务，然后在猴子执行任务时用放置在其前额叶皮质适当位置的金属微电极记录其神经元活动（图11.5）。

首先，研究者训练猴子观察位于其视野中心的注视点。进一步训练猴子注视这个中心位置，直到它消失。当注视点亮起时，目标位置在视野中的其他地方短暂变亮。猴子的任务是在注视点的光熄灭时，通常是在3～6秒后，将目光移动到目标的位置。换句话说，猴子必须在一段时间内记住目标的位置。如果它正确地完成了任务，会得到一小口水或葡萄汁作为奖励。

研究发现，一些神经元在注视点或目标位置变亮时变得活跃，另一些神经元则在延迟期间变得活跃，还有一些神经元在动

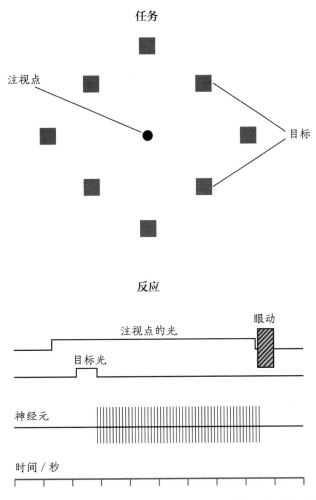

图11.5 工作记忆过程中前额叶皮质的神经元活动。猴子经过训练，只要注视点灯开启，它就会盯着它看。当猴子看着注视点的灯时，目标会短暂亮起。当注视点熄灭时（大约5~6秒后），猴子必须将眼睛移到适当的目标光处（之前出现的）才能获得奖励。从目标光熄灭到猴子的眼睛移动期间，前额叶皮质的某些神经元都在强烈地激活。

物开始移动眼睛时变得活跃。最有趣的神经元是那些在延迟期间活跃的神经元。它们通常在任务开始前不活跃，而此时注视点是亮着的。它们在任务完成后也不活跃。然而，在目标位置不亮之后，在注视点位置的灯未熄灭前的一段时间，它们会产生持续的激活。如果时间延迟过长，神经元就会逐渐停止活动，猴子就无法再正确地完成任务了（反应正确率高于随机水平）。如果猴子分心，神经元也会停止活动，因此也不能完成任务。因此，这些神经元似乎对任务的成功完成至关重要——它们的活动将知觉刺激和最终的行为相联系。

　　神经元还可以编码视野位置以及延迟时间：一些神经元在延迟期间仅在目标出现在3点钟位置时才会激活，另一些神经元在测试目标出现在9点钟位置时才会激活，以此类推。这个故事还有一个更大的转折：如果奖励对猴子特别有吸引力——比如葡萄汁相比于水——在延迟期间，神经元的活动通常会更活跃。当然，这意味着动物成功完成任务的概率更高了，这也表明动机可以影响行为背后的神经元活动。这些有趣的实验表明，工作记忆系统中的信息是由正在进行的神经元活动维持的。如果是这样，短时记忆过程的脆弱性就可以理解了。

记忆的准确性

　　我们能回忆起的长时记忆有多准确？事实上，并不像我们所想或希望的那样准确。就像视觉感知一样，记忆通常具有重建性和创造性。我们对事件的记忆取决于许多因素——事件发生时的注意、先前的经历、期望、偏见，甚至是想象力。

长期以来，法律一直认为目击者的证词是最好的证据——黄金标准，但这一观点受到了严重的挑战。事实上，两个目击者可以对他们看到的情况给出截然不同的解释。每个人都讲述了他认为自己看到了什么，但没有讲述实际上到底发生了什么。

我们也知道记忆可以通过暗示植入。也就是说，如果人们多次被告知或者一遍又一遍地告诉自己一些事情，他们很可能会开始相信它确实发生了。自传体记忆是由许多过去的记忆混合而成的，这些记忆通过填入可能发生过的具体事件而变得连贯一致，但我们对这些事件没有清晰的记忆。就像视觉感知一样，记忆的回想可以重建和创造，以确保我们生活在一个连贯的世界里。

第 十 二 章

情绪大脑：理性

··

　　艾里奥特是个好丈夫和好父亲，他有份好工作，也有令人羡慕的性格、职业与社会地位。遗憾的是，他的生活很快走向了崩溃。首先，他有了严重的头痛症状，难以集中注意力。随后，他开始缺乏责任心，工作也常常需要别人帮忙或纠正。他的医生怀疑艾里奥特得了脑肿瘤，这一怀疑被证实是对的。

　　这一脑肿瘤位于额叶的中下部，大约在中线位置，所以两侧额叶都被挤压。在手术后，肿瘤成功被切除，附近的额叶脑区也被切除，但艾里奥特却戏剧性地"变成"了另一个人。他的智商没有受影响，但把事情做好的能力严重受损。他不能适当地规划自己的时间，即使是在完成简单任务时，他的决策也是糟糕的。在重复多次且拒绝采取把事情做好的建议后，他被辞退而失了业。艾里奥特尝试了其他工作，但都失败了。他把积蓄浪费在不合适的投资上，很快，他的婚姻也面临破裂。之后，他的第二次婚姻再次失败。虽然艾里奥特身体健康，智力正常，但他再也不是一个有影响力的人物了。

　　艾里奥特意识到有些事出错了，但当他谈论自己的生活时，他太过冷静，就像是一个无关的旁观者。他没有表现出悲伤、不耐烦或者挫败的情绪，也没有表现出任何愤怒，他只是平静地、放松地、冷漠地谈论着。

简而言之，艾里奥特丧失了他的情感，再也没有事物可引起他的强烈情绪。他的反应很少，不管是积极的反应还是消极的反应。

——选自 Antonio R. Damasio 的《笛卡尔错误：情绪、理性与人类大脑》（*Descartes' Error: Emotion, Reason, and the Human Brain*，New York，NY: Grosset/Putnam，1994）

在这本书中，我认为情感、情绪、意识、理解和创造力是心智的所有方面。情感与情绪，包括恐惧、悲伤、愤怒、焦虑、高兴、敌意和冷静，都位于特定的脑区。这些脑区的受损会导致个体情绪行为与性格的深刻改变，也会改变个体管理自己生活的能力，就如上述事例中的艾里奥特。而关于意识、理解与创造力，我们无法从特定脑区定义这些对心理的贡献。在大部分神经科学或生理心理学的教材中，心理的这些方面甚至没有被提出，这反映出几乎没有真实事例来阐明参与这些过程的脑机制。但是当我们对大脑的认识越多，这些未知领域就越吸引我们去探索。

在心理的这些方面，已被最好地解释的是情绪与情绪行为，以及情绪行为紊乱的结果。首先，众所周知，情绪总是会引起显著的身体反应。一个令人惊恐的经历会马上使个体心跳加速，呼吸急促，嘴唇发干，且常常伴有出汗。情绪经历会激活自主神经系统，调节这些身体反应。将情绪反应与身体反应分离是困难的。事实上，著名的哈佛大学哲学家与心理学家威廉·詹姆斯（William James）曾在20世纪初提出身体变化会引起情绪反应。当我们遇见令人惊恐的情况时，身体的迅速反应——根据詹姆斯的理论，包括心跳加速、出汗、嘴唇发干等——都会引起情绪反应。那些从身体接收更少感觉输入的群体，如脊髓受损的病人，其情绪反应更受限制。这一结果支持詹姆斯的理论，也就是说，情绪来自大脑对事件的反应。

有意识的情绪通过来自感觉器官与内脏器官的信号输入可在脑中建立。正如视觉系统可根据来自视觉系统的感觉信号（有些是模糊的）或者记忆（包括我们的经历与预期）重建和创造图像一样，根据来自内脏器官与外界的感觉信号，部分脑区生成了情绪反应。当然，记忆也会强烈地影响情绪反应。事实上，海马体紧邻参与情绪的关键脑区（杏仁核），且两个脑区间存在紧密联系。这些交互是双向的，对于引起强烈情绪反应的事件，我们也会有更生动的记忆。大部分70岁以上的美国老人仍能记得肯尼迪总统被射杀时自己所在的地点与正在做的事，即使这发生在50多年前。

杏 仁 核

杏仁核是位于海马体前部的皮质下结构，参与情绪行为的整合与协调，并与情绪行为的其他关键脑区都有相互作用（图12.1和图12.2）。这一功能首先发现在20世纪30年代后期，研究者发

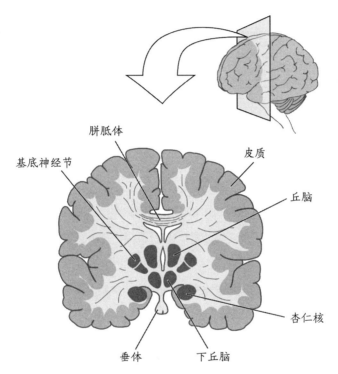

图12.1　大脑的纵切面，比图10.4的切面位置更靠前，以显示杏仁核的位置。杏仁核位于海马体的前面，都在颞叶的内侧。

现，当猴子大脑的移除部分包括杏仁核时，猴子的行为会出现戏剧性的变化。野生的猴子在手术后变得驯服，它们的进食行为也变得频繁，会把放在眼前的任何东西都放进嘴里，包括它们本来讨厌的东西（如蛇）。这些猴子还表现得性欲过度。这一行为症状背后的关键结构就是杏仁核。杏仁核的损伤会引起温驯、频繁进食和过度性行为，这在大量动物中都被观察到了。

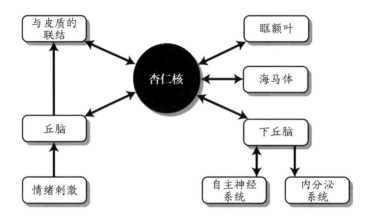

图12.2 杏仁核的主要输入与输出。感觉刺激通过丘脑输入至杏仁核。杏仁核也接收来自联结皮质的感觉信息。杏仁核与下丘脑、海马体、眶额叶及其他皮质脑区间存在双向的相互作用。下丘脑调控自主神经系统与内分泌系统，即这些系统对情绪效应的表达受下丘脑调节。

　　当人类的杏仁核被电流刺激时，个体会感觉到恐惧与焦虑。对动物杏仁核的刺激则会引起很多自主反应与情绪性行为。这种对杏仁核的刺激效应常类似于对下丘脑的刺激效应。事实上，杏仁核和下丘脑存在广泛的相互作用，刺激杏仁核后的许多情绪与行为改变都可能受到下丘脑与自主神经系统的调节。

　　杏仁核接收来自丘脑的直接感觉输入，也接收来自大脑皮质的输入。从丘脑到杏仁核的感觉信息的直接投射对原始情绪反应是关键的，如害怕；而来自皮质的信息则可能引起更精细与复杂的情绪反应，如焦虑。从丘脑到杏仁核的直接输入，意味着杏仁核及随后的下丘脑与自主神经系统，都可被感觉输入快速激活，这在危险情况下是有利的。

　　因此，杏仁核在情绪反应与行为中发挥很多作用。比如，很多情绪反应（如恐惧与焦虑）需要杏仁核参与。如果动物将某一声音与厌恶刺激（如足底电击）建立了条件关联，那它们将会在听到声音时出现焦虑甚至恐惧反应，即使电击不再出现。而杏仁核的受损会使得这一恐惧条件反应消失，因为受损的杏仁核阻碍了对恐惧或焦虑情境的记忆，从而不再出现情绪反应。另外，焦虑也是我们大部分个体在某些时刻会经历的情绪之一，但它的产生相当快。在某些情况下，焦虑可长期保持，使人衰弱。极端的焦虑障碍，比如惊恐障碍、恐怖症、创伤后应激障碍和强迫症，都会严重干扰正常生活。

　　持续的焦虑与惊恐障碍可通过苯二氮䓬类药物，如地西泮 /安定（与 GABA 激活通道互相作用），得到成功治疗。正如第三章中提到的，GABA 是大脑中主要的抑制型神经递质，苯二氮䓬可与 GABA 通道结合，使得刺激时通过这一通道的氯化物增加（巴比妥类与乙醇类药物对 GABA 通道的作用机制相似）。也就是说，苯二氮䓬增强了大脑的抑制水平，从而缓解焦虑。那这些药物主要作用在哪里？尽管所有脑区的 GABA 通道都对苯二氮䓬敏感，但苯二氮䓬对焦虑的缓解作用主要有赖于杏仁核。在杏仁核中发现了大量的苯二氮䓬结合位点（即 GABA 通道），这支持苯二氮䓬对杏仁核的主要作用。

　　不过杏仁核也参与积极情绪反应。动物会自然寻找有奖赏的位置或情境，如有食物、水或者性对象的地方，并避免没有愉悦

经历的地点或情境。类似的，如果动物的杏仁核受损，那它们对
地点的选择就没有这些偏好了。

除了与下丘脑的相互作用外，杏仁核也与额叶的皮质区域有
紧密的联结，这些脑区对情绪的恰当表达是必要的。其中在眼眶
上的一个脑区，被称为眶额叶皮质 (图12.3)。眶额叶皮质的受损
会抑制动物正常的攻击与情绪反应。对这一脑区的电刺激会引起
各种自主反应，表明眶额叶皮质与杏仁核是双向相互作用的，并
通过杏仁核作用于下丘脑。图12.2总结了杏仁核与其他大脑结
构的输入、输出及相互作用。

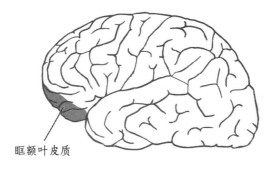

眶额叶皮质

图12.3 大脑左侧的表面图，眶额叶位于额叶下部。

下　丘　脑

下丘脑核通过自主神经系统调节心率、血压、呼吸、胃肠动
力与体温。下丘脑也调节来自脑垂体的激素释放，它位于下丘脑
的下部 (图6.3)。一些下丘脑神经元会释放小分子肽到血管中，

从下丘脑运至脑垂体。这种血液运输的多肽会促进或抑制脑垂体细胞的激素释放。脑垂体释放的激素会进入全身的血液循环，影响远距的细胞、组织与腺体。来自脑垂体的激素会影响肾上腺、乳腺、甲状腺、卵巢与睾丸等腺体。下丘脑的另一关键功能是调控内分泌系统，尤其是生殖系统。在持续的情绪或紧张情境下，由于其他脑区对下丘脑的作用，内分泌功能也会发生显著变化。

例如，在紧张情境下，下丘脑释放更多的促肾上腺皮质激素释放激素，使得脑垂体的促肾上腺皮质激素释放增加，并通过血流作用至位于肾脏顶部的肾上腺。随后肾上腺释放一些物质，包括皮质醇（一种类固醇激素）。在短时间间隔下，皮质醇在紧张情境中是有利的，可调动能量储存并运送至肌肉。但当皮质醇被持续释放时，作为对持续情绪或紧张情境的反应，将产生不利结果。首先，皮质醇增强了食欲，这常导致紧张下的体重过度增加。不过，更为严重的障碍与血液中的高皮质醇含量有关，包括胃溃疡、高血压、性无能与脑神经元的过度损失。有研究表明，持续的紧张会导致大脑与其他器官过早老化。免疫系统也会对皮质醇反应，当血液中的皮质醇含量呈中度升高时，免疫系统被抑制。因此，对疾病的抵抗力降低也与持续紧张有关。在动物实验中，在紧张情境下可观察到肿瘤生长速度的增加。考试时，学生生病的趋势增加，这可能也与考试时经历的紧张有关。另外，其他激素的血液含量也受紧张或情绪状态的调节，不利后果可能也来自所有这些激素含量的变化。

自主神经系统

大脑监督两种运动系统。其中一种是随意运动系统，控制四肢、躯体与头部的肌肉。当我们挥动高尔夫球杆或挥动苍蝇拍时，是随意运动系统在发挥作用。另外一种运动系统控制我们的内脏器官，包括心脏、消化道、肺、膀胱与血管，这一不随意运动系统也被称自主神经系统，受下丘脑调节。正如名字所言，自主神经系统对内脏器官的控制主要是不随意的，这也是为何我们常常意识不到这些效应。但不随意并不是全部情况，在某些情况下，对内脏器官的控制也可能是随意的。此外，两种运动系统间会发生重要的相互作用。比如，当我们自愿开始费力地运动时，如跑步或游泳，更多的血流流向肌肉，这对随后的活动是关键的，而这一增加的血流受自主神经系统调节。

自主神经系统可分为两类，它们对大部分器官有相反的作用。一是交感神经系统，也被称为"战斗或逃跑"系统。它使得我们为运动做准备，在遇见令人恐惧或应激的情境时被快速激活。心率与心脏输出加速，促使血液流向肌肉；眼睛瞳孔扩大，更多光线进入；消化系统活动减弱。

二是副交感神经系统，也被称为"休息与消化"系统。当它活动时，我们的身体得到放松，心率与血压降低，消化系统活动加强，眼睛瞳孔缩小。在感恩节晚餐后，副交感神经系统的效应很显著，我们陷入柔软的椅子中，瞌睡过去。而在晚餐前的活动中，交感神经系统处于活跃状态，我们充满活力。

　　没有交感神经系统的动物只要保持在稳定的、温暖的、舒服的环境中，就可以生存很久。但它们无法进行重体力活动，不能生存在寒冷环境中，也不能应对应激。当把它们置于应激情境中，它们可能会死亡，而有完好的交感神经系统的动物置于相同的情境中时，能很好地应对应激。

　　两种自主神经系统的解剖组织是独特和不同的。在交感系统中，脊髓神经元的轴突延伸至神经节细胞，这些神经节细胞沿脊髓生长或在腹腔里。这些交感神经节细胞再将轴突延伸至受支配的器官，比如心脏、肺与消化道。在副交感系统中，支配器官的神经节细胞位于该器官本身。副交感神经节细胞受脑干神经元或脊髓末端的神经元支配。很多来自脑干的副交感系统的轴突在两种脑神经中，从脑中穿出延伸到不同的内脏器官，其中之一是迷走神经。自主神经系统的一般组织见图12.4。

　　交感神经系统与副交感神经系统的神经节比中转站更多。其中突触的相互作用是复杂的，还没有被完全了解。包含神经肽的神经元与轴突，以及其他神经调节的物质，都位于这些神经节中，这意味着，精细的调节作用可能在神经节的内部发生。交感神经节的神经元会在末端释放去甲肾上腺素，而副交感神经节的神经元会在末端释放乙酰胆碱。因此，通过阻断其中一种或其他受体，我们可调节内脏器官的交感活动或副交感活动。

　　这两种自主系统对心脏的调节作用可完美地诠释它们是如何调节内脏器官的（图12.5）。心脏细胞有两种神经递质的受体，

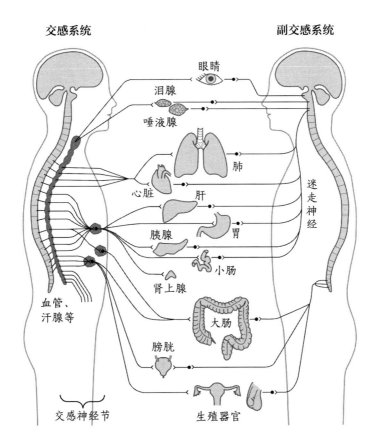

图12.4 自主神经系统的组织结构。左侧是交感系统，右侧是副交感系统。在交感系统中，脊髓神经元与一系列附近的神经节或者在腹腔的三个神经节相互作用。在副交感系统中，来自脑干的运动神经元和脑干骶区支配内脏器官的神经节。这些神经节细胞与宿主器官相互作用。来自脑干的副交感神经轴突延伸至不同脑神经下的内脏器官，尤其是迷走神经。

一种特定接收由交感神经元末端释放的去甲肾上腺素，另一种则特定接收由副交感神经元末端释放的乙酰胆碱。两种受体都与G-蛋白有关，而G-蛋白又与腺苷酸环化酶有关。不过，去甲肾上腺素通过激活F蛋白来激活腺苷酸环化酶，而乙酰胆碱则通过抑制G-蛋白来抑制腺苷酸环化酶的活动。因此，交感刺激会增加cAMP的含量与PKA活动，而副交感刺激则抑制cAMP生成与PKA活动。

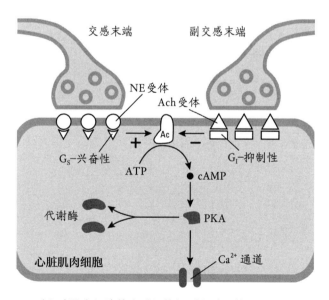

图12.5　对心脏肌肉细胞的交感调控与副交感调控。交感神经元末端释放去甲肾上腺素（NE），其受体与兴奋性G-蛋白（G_S）相连。副交感神经元末端释放乙酰胆碱（Ach），其受体与抑制性G-蛋白（G_I）相连。G-蛋白刺激或抑制腺苷酸环化酶（Ac），调节cAMP与PKA的含量。PKA通过调节 Ca^{2+} 通道活性或者细胞内酶活性来发挥作用。

研究者发现，PKA 主要与心脏细胞膜的 Ca^{2+} 通道相互作用。通道的磷酸化允许更多 Ca^{2+} 进入心脏细胞，而通道的去磷酸化则降低了进入细胞的 Ca^{2+} 数量。Ca^{2+} 影响心脏细胞的一些效应，如加速心率，使得心脏肌肉收缩更强烈。Ca^{2+} 也促进了心脏细胞的新陈代谢，引起心脏更强烈地跳动。因此，交感刺激与副交感刺激对心脏的最终效应是调节细胞内 Ca^{2+} 含量，增加 Ca^{2+} 含量刺激心脏活动，降低 Ca^{2+} 含量抑制心脏活动。因此，我们在分子与离子水平上理解了自主神经系统对心脏的调节。

强化行为

对动物的下丘脑进行电刺激会引起任何可能的自主反应，正如美国神经生理学家斯蒂芬·兰塞姆（Stephen Ransom）在20世纪30年代发现的那样。他也发现了对特定下丘脑区域的刺激会引起各种情绪行为。刺激某一下丘脑区域可能引起动物的极端攻击性，而刺激另一下丘脑区域则可能使得野生动物平静。对特定下丘脑区域的刺激可使得动物体验愉悦。如果通过实验设置，使动物自我刺激这些下丘脑的区域，那它们将持续这么做，而不进行其他行为（图12.6）。这些最初被称为快乐中心的区域引起了神经科学家的极大兴趣。尽管当下丘脑外的一些脑区植入电刺激后也会使动物进行自我刺激，引起这一重复持续刺激行为的最好且最可信的脑区仍是下丘脑的外侧部分，它有显著的轴突束延伸至前脑。

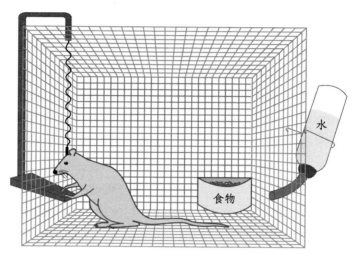

图12.6 关于大鼠进行自行电击大脑的实验装置。当杠杆被压下时，小的电流脉冲通过植入电极输送至大脑。动物会进行这一行为而不吃不喝。

一些对于快乐中心的理解来自动物实验，当注射多巴胺拮抗剂后，实验中的动物的自我刺激行为停止。早期实验显示，电刺激下丘脑外侧区域会促使大脑中的一些区域的多巴胺释放，尤其是位于前脑基部的神经核，即伏隔核，它参与强化学习的行为，如渴了要喝水、饿了要吃饭，或者满足性需求。这些行为都有令人愉快的后果，所以它们被重复，因此这些行为被称为强化行为或奖赏行为。在强化行为中，伏隔核中有多巴胺释放，苯丙胺与可卡因的受体使得大脑的多巴胺含量增加，促进强化行为，这与电流对下丘脑外侧的刺激效应相似。事实上，实验动物会通过按动杠杆来自我给予苯丙胺，或者将多巴胺直接注射至伏隔核中，就像自我刺激下丘脑外侧时一样。

因此，苯丙胺及可卡因的愉悦和成瘾的特点与和强化行为或奖赏行为相关的脑区有关。伏隔核的多巴胺释放会使得被试进入愉悦的体验。其他成瘾药物，包括鸦片、大麻、咖啡因与尼古丁，也会促使伏隔核的多巴胺释放。总之，这些由外界物质引起的愉悦和成瘾效应可能与强化或奖赏系统相关。即使是例如赌博等的成瘾行为，也与伏隔核的多巴胺释放有关。

眶额叶皮质

额叶在情绪行为中发挥重要作用的证据可追溯至一个著名的神经科的个案病人，他是新英格兰的公路建造工人菲尼亚斯·盖奇（Phineas Gage）。在1848年夏天的一天，当盖奇正用铁钎把炸药塞进岩石洞里时，爆炸提前发生了，这使得铁钎刺入了他的脸颊，并穿过额叶，从头顶刺出。没有人预料到盖奇会活下来，但他奇迹般地存活了。然而不幸的是，在事故后，盖奇完全变了一个人。他本来是严肃、勤勉和精力充沛的，而事故后，他变得不负责任、易怒、令人讨厌。他的自我关怀与抑制能力消失。盖奇在情绪方面也变成了不同的人，性格明显不同于以往。

约翰·哈洛（John Harlow）是治疗盖奇的医生，他记录了这场事故与盖奇难以置信的恢复过程，这件事被波士顿和佛蒙特州的报纸报道。哈洛清楚地意识到了盖奇的性格变化，并最终在医学杂志中做了报告。在盖奇去世5年后的1861年，哈洛在旧金山将盖奇的头颅寄送至哈佛医学院，并在沃伦医学博物馆被保存展览。当我还是一个医学生时，我记得自己带着敬畏凝望着他的颅骨，以及穿过颅骨造成脑损伤的铁钎。盖奇保存了这根重约6千克、长约1米的铁钎，它随盖奇被埋葬。我也惊讶于盖奇竟可以在如此严重的脑损伤下存活。根据对盖奇颅骨的现代分析，我们得知，爆炸后，大脑的主要受损部位是双侧的眶额叶皮质。之后，其他眶额叶皮质受损的病例也相继被报道。通常，这些病人表现出了明显的性格与情绪反应的改变。在本章开始的个案中，造成艾里奥特问题的肿瘤也损伤了眶额叶皮质。

眶额叶皮质的受损使得攻击性强的猴子趋于平静，其损伤在人类中也有非常明显的医疗后果。很多精神病学医院开展过对于经历悲痛情绪或极端焦虑的病人的手术治疗。这一手术被称为前额叶白质切除术，它曾在20世纪40年代被普遍应用，但在20世纪50年代被证明是一个巨大的错误，现已被禁止使用。这一手术基于1935年对于两只黑猩猩的前额叶切除的研究，它们在受到挫败后就会大怒。在行为实验中，只要犯了错误，它们就会表现出攻击性的情绪行为。耶鲁大学的研究者约翰·富尔顿（John Fulton）与C. F. 雅各布森（C. F. Jacobsen）试图探寻额叶在学习与回忆中的作用，他们切除了黑猩猩的一侧额叶，想知道它们在之后的回忆任务中的表现，结果发现，黑猩猩的行为并无变化。但当研究者切除了另一侧额叶后，黑猩猩的行为出现了显著变化，它们不再沮丧，行为也不再有攻击性，相反，不管有没有犯错，它们都保持着平静。它们也变得容易操控，看上去更友好。

这些发现在1935年伦敦的世界神经学大会上被报告。来自葡萄牙的神经病学家埃加斯·莫尼斯（Egas Moniz）也是听众之一。他想知道，如果切除或损伤人类的额叶，病人的焦虑及相关精神障碍是否也会得到缓解。大会上的另一篇报告是，病人因脑肿瘤而切除额叶后，其智力并未有明显损伤。因此，莫尼斯与一位神经外科医生开始将手术损伤额叶作为治疗精神疾病的方法之一。这一手术并不是真正地切除额叶，而是切断眶额叶与其他脑区的联结，但是其结果与切除额叶的效果相同。

毫无疑问，这一手术减少了病人的焦虑与强迫症状，使得精神紊乱与情绪激烈的病人变得平静与温顺。然而，很多病人出现了曾被忽视的副作用。比如，接受前额叶白质切除术的病人经常对他人的感受和自身行为的结果表现出冷漠。虽然手术消除了病人的病理性情绪行为，但也消除了他们的正常情绪行为。在制订计划与管理生活方面，病人也出现了很大困难。这一手术被过度应用在对不合适的病人的治疗上，这些病人的心理障碍都与情绪行为无关，因此，这一手术常使得病人衰弱，带来了灾难。

如今，前额叶白质切除术很少再被应用。取而代之的是药物治疗，它可有效缓解病人的焦虑与强迫症状，使有攻击性的病人平静下来。改良后的前额叶白质切除术有时也会应用，但它的一个缺点是会带给病人难治的和难以忍受的疼痛。病人报告这种疼痛在手术后仍旧存在，但他们不再因此而烦扰，与疼痛相关的焦虑也因此被缓解。

理　　性

安东尼·达马西奥（Antonio Damasio）之前是艾奥瓦大学的神经学家，现在在加州大学欧文分校工作，他集中研究额叶损伤病人或者经过前额叶白质切除术后性格变化的病人。这些病人的行为常常不合理，他们难以管理自己的生活或制订计划。有些病人变得消极且依赖人。正如我之前所强调的，前额叶受损病人的情绪紊乱，他们不能对情绪情境做出适当的反应，就像本章开头的艾里奥特一样。达马西奥将这些病人的理性缺失与他们减退的情绪状态相联系。他写道："情绪与情感加工的某些方面对理性而言是必不可少的。情感给我们指出了合适的方向，使得我们做出合适的决策，我们可能在其中好好利用逻辑工具。"

这一观点乍看是反直觉，因为我们常常认为情绪会干扰理性行为，但正如达马西奥所说，强烈的情感会鼓励我们做出行动计划。如果没有情绪与情感，我们为何要做出行为呢？这也是额叶受损病人的行为障碍。艾里奥特是其中的典型。他们不仅对影响他们的情绪情境有消极的反应，也缺乏对别人的关心。我们认为，推理与理性是心理的最高级特点。它们与情感紧密相连，使我们得以窥见大脑是如何产生心理行为的。

2017年的诺贝尔经济学奖获得者理查德·泰勒（Richard Thaler）研究了人类的理性行为，以及正常人为何常常在经济上做出非理性行为。那是因为人们不常考虑某一行为的后果，或者不进行该行为，如积攒退休金。一旦被告知该行为的价值，即将情绪的价值与行为的实施或不实施相联系，大部分人就会做出更理性的选择。

达马西奥和他的妻子汉娜·达马西奥以及其中一个合作者安托万·贝沙拉（Antoine Bechara）的一项研究对理解这些观点具有启发性。给被试呈现4叠卡牌，他们需做出选择，以得到金钱或失去金钱。根据复杂的规则，4叠卡牌所对应的奖赏和惩罚的数量不同，其中2叠卡牌的赏金更高，偶尔对应高罚金，另2叠卡牌的赏金较低，经常对应低罚金。由于游戏的目的是得到的金钱尽可能多，且被试也不知道游戏会持续多长时间，因此窍门在于找到选择哪些叠卡牌是最优的（或者是有较低风险的）。正常被试很快会意识到，选择低罚金的那2叠卡片是更好的策略，所以他们对低罚金的卡牌的选择次数最多（图12.7a）。当被试偶尔选择了高罚金的卡牌，他们的皮肤电反应就会有明显变化，它是情绪反应的指标，而这一皮肤电反应会随游戏进行而建立，或直到被试不再选择高罚金的卡牌（图12.7b）。皮肤电信号的改变是测谎实验的基础。说谎的个体常常会焦虑，并通过自主神经系统促使出汗，汗液的增加使得皮肤的导电性增强，反应信号增强。

额叶受损的病人又会在卡牌游戏中如何决策？尽管病人很快意识到了哪些卡牌是有收益的，但他们仍倾向于选择高罚金的卡牌，因为这些牌对应的资金额也高。通常的结果是他们输掉了所有钱，不得不向主试借钱来继续游戏。此外，在游戏中做出任何选择时，病人都没有出现皮肤电反应的显著变化。

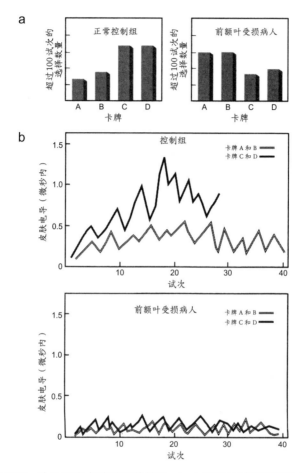

图 12.7 达马西奥卡牌游戏的结果。(a) 正常被试学习并选择有收益的卡牌 C 和 D，对应的赏金与罚金都较少，而前额叶受损的病人则选择会损失收益的卡牌 A 和 B，对应的赏金和罚金都更高。(b) 正常被试的皮肤电信号变化，表明被试在游戏中会有更强的情绪反应，尤其是在选择损失收益的卡牌时。前额叶受损的病人在游戏中的皮肤电信号一直较低，不管选择哪类卡牌。

第 十 三 章
意　识

人类意识是宇宙间的终极奥秘。所谓奥秘，指人们尚不知道如何去思考的现象。除了意识，也存在其他奥秘，例如宇宙起源之谜、生命和繁衍的奥秘、大自然精妙设计的奥秘、时空和万有引力的奥秘，等等。这些奥秘不仅是科学世界的未知领域，更是令全人类感到困惑和好奇的巨大谜团。虽然我们对这些宇宙学、粒子物理学、分子遗传学和进化论中的难题没有得到最终答案，但我们已经知道该如何去思考它们了。神秘没有消失，但已经可以驾驭了。人类在思考这些现象时不再如以卵击石般地无能为力，因为我们知道了如何辨别错误的和正确的问题。即使发现当前广受采纳的答案是完全错误的，我们仍然能够及时调整方向，去寻找更好的答案。

然而，在意识的问题上，我们仍然处在泥沼之中。即使是最成熟的思想者，也往往发表不了什么真知灼见。这使得意识问题在所有奥秘中显得独一无二。而且，有些人坚信——甚至是希望——意识之谜是无解的，正如其他奥秘在人类历史长河中曾被认为的那样。

——节选自 Daniel C. Dennett 的《意识的解释》(*Consciousness Explained*, Boston, MA: Little, Brown, 1992)

任何一本关于人类心智的书都无法回避意识这个棘手问题。意识的本质是什么？它的深层机制是什么？我们尚不能给出答案。但是神经科学家和其他人已经对这些问题做了很多思考，并尝试将意识与关于脑机制的知识和新发现联系起来。

"有意识"这个短语被用得很混乱。一个睡着的人和一个昏迷中的病人都被界定为无意识的，然而睡着和昏迷是截然不同的两种状态。睡着的时候，我们的精神和神经通常是活跃的，就像做梦时一样。相反，当一个人处于昏迷状态时，大脑处于低水平的活动状态。昏迷病人即使受到强烈的感官刺激也不能醒来，除了像瞳孔反射这种基本的生理反射外，对外界刺激基本没有反应。

但是，即使一个人在清醒状态下，并且对外界有着完全的反应能力，意识也往往具有不同的含义。例如，我们每天的很多活动都是"无意识地"执行的。我们刷牙，但通常在刷的过程中并没有意识到其中的具体过程。我们知道今天早上刷了牙，但是我们不记得是否曾把牙膏管上的盖子取下来（或许牙膏管根本就没有盖盖子）。刷完牙以后，我们是否把盖子又盖回去了呢？（我刚刚检查了早上用过的牙膏——嗯，我盖了！）

这种意识用"觉知"这一术语来描述或许更为贴切。在任一时间点，我们的所做所想都涉及多项精神活动，但是我们只专注于其中的某一项，也就是我们在那一刻所觉知到的活动。过一段时间后，当我们处理别的事情时，其他那些未受关注的精神活动却会被回忆起来，并被带入觉知状态。这种"把某事物带入意识或觉知状态"的过程正是我们尚不了解但希望了解的。如果仅从这个狭窄的含义上考虑意识，其他的心理状态是否能为揭示意识之谜提供一些启发呢？实际上，长期以来，睡眠和梦一直被认为可以为破解人类心智和意识之谜提供有用的线索。

睡　　眠

"我们为什么睡觉"仍然是一个说不清楚的问题。但显而易见，我们必须睡觉。事实上，如果睡眠被剥夺，我们会感到极度不适，会产生幻觉，还会产生类似精神病的反应。剥夺动物的睡眠甚至会导致它们死亡。显然，睡眠是我们最强的驱动力之一。我们可以挨饿、拒绝饮水，但长时间保持清醒是绝不可能的，哪怕只有短短几天。

所有的哺乳动物都睡觉，也许所有的鸟类也一样。大多数冷血动物，如青蛙和鱼类，是否睡觉尚不清晰。但几乎所有动物都有一段静止期，可能与睡眠的作用类似。然而，在冷血脊椎动物中，并没有观察到如哺乳动物和鸟类中那般清晰的睡眠分期，因此不同物种睡眠行为的等效性尚不明确。

一个比较容易想到的作用是睡眠为大脑休息以及神经过程的恢复提供了时间。因此，大脑的活动程度在睡眠中应该是降低的。然而通过在睡眠中记录神经元的活动发现，实际上此时的神经元非常活跃。所以现在睡眠被视为一种活跃的行为状态，而不是失活状态。的确，某些神经元和神经回路在睡眠时是静息的，但许多神经元在睡眠时和其他时候一样活跃，甚至可能更活跃。目前有理论认为，睡眠与长时记忆的巩固有关。已有证据表明，睡眠有助于某些记忆任务成绩的改善。

哺乳动物的睡眠阶段已被识别和确定。晚上就寝后，我们会在30～45分钟内进入深度睡眠阶段。在深度睡眠阶段，副交感神经系统活动占主导地位；心率和血压下降，胃肠道的活动增加。虽然我们平均每5～20分钟活动一次，但此时的肌肉是放松的。睡着大约90分钟后（或深度睡眠大约1小时后），睡眠行为会发生变化。这时，睡眠变浅，被试容易被有意义的刺激唤醒，例如，他们自己的名字。与此同时，肌肉张力降低，四肢呈现部分瘫痪的状态。尽管如此，眼睛却开始前后转动，有时非常快，就像内耳的肌肉一样。这个阶段的睡眠被称为快速眼动睡眠，是一个高度活跃的睡眠阶段。此时脑血流量增加，脑耗氧量也是如此。大部分的梦发生在快速眼动睡眠中，一些记忆巩固过程也可能发生在这个阶段。当被试从快速眼动睡眠中被唤醒时，多数人报告称他们正在做梦；只有少数从深度睡眠中被唤醒的被试报告自己正在做梦。

快速眼动睡眠最初只持续20分钟，接下来会再次经历一段约90分钟的深度睡眠。然后，快速眼动睡眠再次降临，这次持续的时间更长一些，紧随其后的又是一段深度睡眠。随着时间的流逝，睡眠变得越来越浅，而快速眼动睡眠的时间变得越来越长（图13.1）。因此，在一整晚，会发生4～5个快速眼动睡眠阶段，每一个活跃的阶段都伴随着做梦。1/4左右的睡眠时间是在快速眼动睡眠中度过的，快速眼动睡眠在后半夜更为集中。

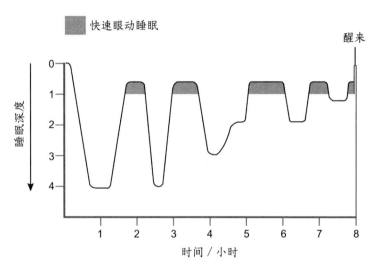

图13.1 睡眠阶段。入睡后30～45分钟内进入深度睡眠阶段。大约1小时后，深度睡眠被浅睡眠和快速眼动睡眠打断。在整个夜晚，深度睡眠会逐渐变短、变浅，而快速眼动睡眠会取得主导地位。

做 梦

自从发现了快速眼动睡眠并认识到它与梦的关联，人们意识到，做梦是一种相当常见的现象，这有些出乎意料。自古以来，梦就被认为对理解心理过程很重要。事实上，在公元2世纪，达尔迪斯的阿特米多鲁斯（Artemidorus）就在他的一本名著里对梦进行了详细描述，内容与现代对梦的描述惊人地相似。然而，直到最近，人们还普遍认为在夜间做梦是一种少见的现象。事实并非如此。我们通常在快速眼动睡眠阶段做梦，这意味着每晚我们会做很多梦，但大多数都在快速眼动睡眠结束后的 8 ～ 10 分钟左右被遗忘了。换句话说，大多数的梦都没有得到记忆巩固。我们一般只记得睡眠后期（也就是醒来之前那段时间）发生的梦。尽管如此，当被试在任何一段快速眼动睡眠中被叫醒时，至少有 3/4 的时间会报告自己在做梦。

梦显然是一种独特的精神状态。大多数梦——可能多达 2/3——都是不愉快的，与忧惧、悲伤甚至愤怒有关。只有少数是令人愉悦或兴奋的。读者可以自己回想，是不是经常在梦中受挫，或者是被火药味十足的情境所支配？对于视觉健全的人，梦是视觉形式的；对于盲人则主要是听觉形式的。逐渐失明的人也会失去在梦中看到东西的能力。做梦也可以发生在深度睡眠中，但不那么常见。大多数惊醒儿童和成人的噩梦可能发生在深度睡眠中。

梦扮演了什么样角色？人们众说纷纭，然而几乎没有得出明确结论。梦是人类独有的吗？所有的哺乳动物和鸟类都有快速眼动睡眠，猫和狗在快速眼动睡眠时还会动，就像在做梦一样。如果它们会做梦，它们的梦跟人类的梦有多相似？这个问题无法回答，正如我们不知道它们的意识或觉知水平与人类有多相似。

睡眠的控制与唤醒

延髓的网状结构的损伤可使动物昏睡或昏迷。处于昏迷状态的动物对外界刺激完全没有反应，而处于昏睡状态的动物只对强烈的刺激有反应。如前所述，网状结构中的一些神经元轴突广泛地投射至整个脑，包括大脑皮质，对维持脑的觉醒状态至关重要。三种主要的神经活性物质参与这个唤醒系统：去甲肾上腺素、乙酰胆碱和5-羟色胺。如果网状结构的损伤破坏了这些胺能神经元和胆碱能神经元，那么动物将永远处于昏迷状态。

网状结构中的神经元也是以一种激活的方式来控制睡眠的。也就是说，只有当这些神经元被激活时，睡眠才会发生。此外，深度睡眠和快速眼动睡眠是被分开控制的。脑干处的一些胆碱能神经元可易化快速眼动睡眠。另一方面，脑干中含有去甲肾上腺素和5-羟色胺的神经元则抑制快速眼动睡眠。

人们对睡眠是如何开始的还不是很了解。多年来，人们一直认为大脑中的神经元会释放促进睡眠的物质。对这类药物的研究一直是热门，并且已经成功分离出了一些物质，其中包括两种促进动物睡眠的短肽。但目前还不清楚这些物质是否是促进睡眠的关键因素。无论如何，人们研究睡眠触发、控制和终止的机制及其相关因子的热情从未衰减，因为这涉及一种常见且破坏性很强的现象——失眠。在工业化国家，约15%的人受到严重失眠或慢性失眠的困扰，还有20%的人偶尔失眠。在老年人中，失眠问题尤为普遍。

　　睡眠，像许多其他生物过程一样，部分由生物钟调节（昼夜节律；见第五章）。人类内部生物钟的周期约为24小时，在睡眠调节中起重要作用。多数人的自然昼夜节律略长于24小时，但每天的光照会将生物钟重置为24小时左右。在持续的黑暗环境中，人类（或其他动物）的生物钟将自由运转，此时大多数动物和人类的昼夜节律会延长。这意味着每天睡觉的时间越来越晚，醒来的时间也越来越晚，节奏变得与昼夜轮替不同步。我们身体的主时钟位于下丘脑的一个核团内。正如人们猜测的那样，这个下丘脑核团接收来自视网膜的直接输入，光线就是通过这条通路重置生物钟的。

意识与觉知

　　那么，现在我们可以开始对意识状态或意识水平进行分类了吗？安东尼奥·达马西奥在其著作《感受发生了什么》（*A Feeling of What Happens*）中提出了一个有用的方案。他称第一个层次为"觉醒"，这是所有动物都会表现出来的。也就是说，它们机敏，对感官刺激有反应，并能做出适当的行为反应。它们能探测并注意到外物。这个阶段的意识在鱼和青蛙中有明显的体现。

　　下一个层次他称之为"核心意识"。处于这个水平的动物表现出了程序性记忆——它们很容易被训练——而且能记住刚刚发生的事情。它们表现出了情绪反应，并能与其他个体建立关系。狗和猫就是两个例子。最后一个层次被称为"扩展意识"，在灵长类动物中有明显体现。处于这一层次的动物能够识别过去的事件，对未来事件形成预期，并且有了自我意识。人类则要更进一步，拥有了语言和创造力。

关于意识的神经生物学，我们能说些什么呢？在本书中，我讨论了不少关于大脑现象与特定脑区相关联的例子。比如，对基本驱动力和行为的控制发生在延髓和下丘脑。运动控制和感觉加工与一系列有层级关系的皮质区域相关联。感觉加工首先发生在初级感觉区域，然后延伸到后面的感觉联合皮质，对信息的不同方面做进一步加工。例如，视觉系统中有专门加工物体、颜色或运动的区域，以及一些特异性很高的区域，如面孔识别区。

语言和不同形式的记忆也可以定位到特定的皮质区域。即使是那些与心理更相关的现象，如情绪和感受，也与特定的脑结构、通路和脑区有关。但是意识呢？尽管我们可以通过破坏脑干的网状结构而使动物或人类失去意识，但没有任何证据表明脑的某个区域与我所定义的意识或觉知有特异性关联。这并不意味着不存在这样的区域。我想指出的是，这样的区域可能不止一个，意识可能依赖许多区域的协同工作。

人类丰富的精神生活依赖于高级皮质的功能。在哺乳动物的进化过程中，皮质的快速发展对人类产生了巨大的影响。毫无疑问，人类的大脑皮质比任何其他脊椎动物或哺乳动物都发达。我们拥有的心智能力胜于其他任何有机体，语言就是最明显的例子。人类可以通过口头或书面的形式交流思想和图像，这种交流也很容易唤起我们的想象和情绪。我们不需要实际看到一些东西来使之形象化——一首诗或一本书中的一段叙述就可以唤起强烈的想象、感觉和感触。

青蛙不具备这样的能力。青蛙的"视力"相当好，它能识别一只飞行的苍蝇，当苍蝇从青蛙面前飞过时，它能伸出舌头捕捉苍蝇。但是，青蛙只能看到移动中的苍蝇。倘若在青蛙的笼子里放一大堆可以食用的死苍蝇，青蛙会饿死，因为它根本看不到静止中的苍蝇。那么，青蛙看到的究竟是什么呢？难道它的视觉反应纯粹是反射性的，就像人类的膝跳反射一样吗？我猜答案应该为"是的"：没有皮质的动物不会形成视觉意识，也不像人类那样看东西。它对视觉刺激有反应，但我认为那是无意识的，缺乏觉察的。同样的情况也发生在 V_1 区（初级视觉皮质）大面积受损的患者身上。这些患者觉察不到自己看到了什么，但他们依然有视觉反射。当一个有威胁的物体快速接近他们时，他们可能会眨眼，甚至会闪避。但当被问及为什么眨眼或闪避时，他们无法解释其中的原因。第八章中迪伊的故事很好地阐明了这一点。她不能识别物体或人脸，却拥有惊人的复杂视觉能力。

我们的视觉系统在构建图像时，既依赖于传入的感觉信息，也依赖于经验。我们看到了什么在很大程度上取决于预期，即我们以前见过什么，同时也依赖于来自视网膜的信息。如第八章所述，视知觉是可重构的、富有创造性的。来自眼睛的视觉信息并不完美，我们需要根据输入信息和视觉记忆构建一个符合逻辑的图像。如果视神经传来的信息是模棱两可的，我们就要创造出一种符合逻辑的知觉。但是这个知觉是可以改变的，著名的人脸-花瓶错觉图完美地阐释了这一点（见图8.9）。知觉上的改变需要注意的参与，在很大程度上就像我们觉察某件事需要注意一样。

事实上，我们看见了什么在很大程度上取决于记忆和学习。我们必须学习怎样去看东西。许多记录在案的案例（包括奥利弗·沙克斯在《火星上的人类学家》一书中描述的一个案例）都描述了自出生或幼年期就失明的人在视力恢复之后的情况。影响他们视力的疾病（如白内障或其他障碍）后来得到了治愈。然而，即使他们的"视力"恢复了，这些人也没有真正学会看东西。他们不能有效地利用视觉信息。他们报告说看到了颜色和模糊的物体，但他们几乎从未发展出纯熟的视觉技能。而且他们必须继续依靠其他感觉形式。

正如学习说话一样，学习如何去看也发生在年幼的人身上。就像一个人在十几岁或更大的时候学习语言不那么容易一样，当人成年后再去学习看的本领也尤为困难。这一原理很可能同样适用于其他感觉形式。

那么意识可能是我们一直在研究的各种现象（如感知觉、语言、记忆和学习）的逻辑延伸。当我们把意识集中在某事物上时，我们会生成一个心理图像，正如视觉图像的形成一样。我们在记忆的帮助下做这件事，但也会利用合适的感觉系统来构建这个图像。记忆和图像可以通过自主神经系统唤起情绪甚至身体反应。语言是唤起这种内在图像的强大刺激。语言可能是意识丰富多彩的内在精神世界的开端，但意识或觉知状态可以完全通过内部刺激激发出来。

有证据支持这种观点吗？怀尔德·潘菲尔德观察到，通过电刺激颞叶能够唤起鲜活生动的记忆，以至患者认为他们正在重温这段经历。刺激皮质的特定部位会引发视觉、听觉体验，同时伴有情绪和感受。很明显，这些经历是由内部刺激唤起的。

我们知道，动物也可以学习和记忆。那么，我们的记忆有什么特别之处呢？病人 HM 可能提供了一些线索。海马体被移除后，他失去了形成长时陈述性记忆的能力。他仍然可以学习新的技能和任务，但对学习缺乏有意识的记忆。他学会了一些东西，但是他意识不到自己已经学过了，甚至否认以前曾经做过学习任务。难道这就是人类陈述性记忆的特别之处吗？动物能够意识到它们所经历的事情吗？我们真的无法回答。

我们面临的挑战是从神经机制的角度来理解这些现象——感知觉、记忆和学习、语言、计划和方案规划，以及最终的意识。目前，这似乎是一项令人望而生畏的任务，好在我们正在逐渐了解神经活动是如何与复杂行为产生联系的。工作记忆就是一个很好的例子，它能让我们在采取行动前一直记着某些信息。最典型的例子就是查找电话号码，在我们成功地拨打了这个电话之前，我们会一直记着它。

如第二章所述，通过记录皮质前额叶区域的神经元放电可以说明神经元活动是如何参与这些现象的。在猴子记忆目标的位置时，前额皮质的特定神经元会变得活跃。这些神经元在任务完成前后都是不活跃的，但是在目标短暂呈现与做任务的间期，它们是持续活动的。如果这个间期的时间过长，神经元会逐渐停止活动，猴子无法完成任务。如果这个间期的时间在正常范围内，但人为地让猴子分心，神经元也会停止活动，任务的完成情况也不能保证。（我们试图记住一个电话号码却分心了的情况与此类似。）因此，这些神经元对于成功地完成任务至关重要，它们的活动连接着感觉刺激和最终的行为。

另一项引人瞩目的发现来自意大利帕尔马大学的贾科莫·里左拉蒂（Giacomo Rizzolatti）及其同事。他们发现了可能与复杂行为甚至意识相关的神经机制：位于前运动皮质的镜像神经元。第十章讨论了前运动皮质是如何参与躯体运动的计划和程序编排的。当人类被试被要求考虑如何做出一个复杂的躯体动作，但并不真的将这个动作做出来时，fMRI 观察到活动增强的区域位于前运动皮质，而不是运动皮质中负责触发该动作的区域。

里佐拉蒂和同事们发现，当一只猴子观察到另一只猴子的躯体动作时，运动前区的某些神经元会活跃起来，它们被称为镜像神经元。看别的猴子做动作的猴子并不模仿这些动作，但是当这些神经元放电时，猴子大概能知道其他动物在做什么以及它的意图是什么。有间接的证据（通过脑成像）表明镜像神经元系统也存在于人脑中。

意识通常被描述为一种觉知状态，包括自我觉知和对他人意图的觉知。镜像神经元可以提供对他人意图的理解。有趣的是，孤独症患者在理解他人意图方面是有缺陷的，因此有人提出镜像神经元系统的缺陷可能与孤独症有关。究竟是否如此，还不清楚，或许脑里其他部位的神经元也能对他人的意图做出响应。

对于神经活动如何构成复杂行为任务的基础，以及它们与意识之间的关系，我们的理解还比较肤浅。上面有关工作记忆的例子并没有告诉我们神经活动是如何在猴子的大脑中保持目标的位置信息的。目前已知的是，有神经元为视野中的特定位置编码。也就是说，一些神经元只有当目标出现在视野中的3点钟位置时才会活跃起来，而另一些神经元则对在12点钟位置的目标有反应，以此类推。因此，除了延迟间期，神经元还对视野位置进行编码。

对清醒且有行为能力的动物（特别是猴子）的神经元放电记录实验给我们提供了大量信息，实验技术现在已经相当成熟，但也面临挑战。例如，一定不能让动物感到不适，为确保这一点，人们已经做出了很多努力。此外，这种实验不可能在人类身上实施；当前的实验手段似乎不能够满足探索人类意识神经基础的需求。尽管如此，在第十章中描述的非侵入性成像技术有望为揭示人类神经功能提供很多信息。非侵入性技术很可能让我们最终记录到人脑中特定神经元的电活动，或者至少是一组神经元的电活动。

未　来

在50年或100年后，我们对脑机制的理解将会达到什么程度？没有人能准确预言，但有些推测是可能的。我们对脑机制不断深入的了解无疑将对人类如何处理自身事务产生巨大影响。事实也是如此，有两个例子说明了这一点：目击者报告和安慰剂效应。人们会根据过去和现在的事件、经历和偏见来重构记忆，这一点显然具有一定的法律意义。我们现在认识到记忆扭曲是一种正常现象。我们的脑会尽可能让记忆显得有逻辑且连贯，并且会受到情感和创伤经历的影响。目击者对事件的记忆有出入是不可避免的，这并不意味着有人不诚实。由于类似的原因，不同的人对同一事件的感知也不尽相同。因此发现事件的"真相"是一项挑战，在某些情况下甚至可能是完全做不到的。

人们认识到，安慰剂对疼痛的缓解作用可以用在脑内释放内源性阿片类物质来解释。这一认识提出了一个有趣的可能性：神经元内含有的多种化学物质可以深度影响和改变我们对事物的感受。这些物质的效用范围目前只是猜测，但已有些例子。比如，脑内有些受体可以被大麻激活，表明脑中存在着与这些受体相互作用的内源性分子。这些分子在什么条件下被释放，它们的作用是什么？这些问题必定会在未来几年内得到答案。

脑内含有的一种分子就像是大脑自带的阿片类物质，这就是脑啡肽。脑啡肽的发现影响了我们测试新药有效性理念和对心理治疗工作原理的认识。给被试一种测试药物，并告诉他这药可能有用。假如随后被试报告药物有效，那么效果是药物带来的，还是脑中释放的内源性分子带来的？心理治疗的效果是否是由于治疗诱导或改变了脑内某些神经活性物质的释放吗？很明显，人们对心—身交互作用及其影响的看法与数年前已大不相同了。可以肯定的是，精神病学——通常被认为是一门落后的医学学科——将会成为脑机制研究进展的最大受益者。

神经科学是否有"罗塞塔石碑"，一旦被破译，就会像发现分子生物学中DNA结构一样改变整个领域？我们并不知道。然而，之前也没有人预料到破解DNA的结构会为我们洞悉遗传物质的复制方式以及蛋白质的编码方式打开一扇大门。也许，未来神经科学的某一项发现会对我们的领域以及我们对大脑工作原理的认识产生同样强大的影响——我们只是还不知道会在哪里获得这个发现。正如序言所指出的，更新更强的技术正在被开发出来，有的可以在突触水平研究大脑，有的可以在清醒且具有行为能力的动物脑中同时记录数百个神经元的活动，还有更好更新的非侵入性手段可以分析人类大脑的活动。

人工智能

最近，关于人工智能的讨论很多，人们都在议论计算机是否将很快等同于人脑。很明显，拥有自动化计算机的电脑和机器人已经彻底改变了我们的生活方式、做事的方式以及制造物品的方式。但计算机是否会拥有能与人脑抗衡甚至超越人脑的思维呢？当然，我们不知道，但就目前而言，我们距离实现这一目标还有很长的路要走。并且对于这一目标是否会实现，我们需要保持严肃审慎的态度。

越来越多的人声称，计算机是模仿人脑结构构建的，它们的设计基于"神经网络"。然而，我们对高级脑功能的神经基础在结构上是如何组织的以及是如何工作的仍然所知甚少，用神经网络这个术语来描述计算机的设计实际上是夸大其词的，甚至是有误导性的。也许当我们对神经回路的结构和功能有了更多的了解之后，我们就能设计出真正接近大脑的计算机，但现在还做不到。

2013年，时任美国总统的奥巴马宣布了美国"脑计划（BRAIN Initiative）"，其目标是对人类大脑进行解剖学和生理学上的详细分析，但这一探索仍处于起步阶段。就像在过去五六十年间进行的其他大型生物医学项目一样，我怀疑在脑计划推进过程中能够诞生一批崭新的、根本性的发现，从而极大地改变我们对脑功能的看法和理解。例如，在19世纪60年代中期，我们宣布与癌症作战时，目标是根除癌症。我们成功了吗？没有！但是我们已经掌握了大量关于癌症的知识，并且在抗癌方面取得了一些重大成果。斗争开始时，人们普遍认为癌症是一种疾病，但今天我们知道癌症是由多种因素引起的多种疾病。没有什么灵丹妙药可以预防或治愈所有的癌症。知道这一点就很好，我们需要针对不同的癌症类型分别进行研究。

接下来是20世纪90年代的基因组计划，彼时的目标是分析人类基因组，希望它能让我们获得治疗人类遗传疾病的方法。当时人们相信，一个基因编码一个蛋白质。据此推测，我们的基因组中应该有大约10万个基因。目前人类基因组计划已经完成，猜猜我们有多少基因呢？答案是20 000个左右。为什么会有这么大的出入？20 000个基因不足以编码人体中所有的蛋白质啊。实际情况是，一个基因可以通过选择性剪接编码多个蛋白质。事实上，据估计，有的基因可以编码多达30 000种不同的蛋白质，虽然这种情况只是例外，不是常规。这个出乎意料的发现使得对人类基因组及其蛋白质产物的分析变得愈发复杂。

这种情况也完全可能发生在脑计划中。例如，脑功能的关键之处——意识——仍然是一个谜，就连如何定义意识都是一个挑战。在搞不清楚意识是什么的情况下，讨论计算机是否可能具有人类意识恐怕只能沦为空谈。

在本章的结尾，我想就人工智能的理念发表一下意见。爱因斯坦曾经说过："智慧的标志不是知识，而是想象。"我们可以让计算机变得知识渊博，但我们能让它们充满想象力和创造力吗？我们不知道。即使知道，我们想要这样做吗？后者是另一个需要思考的问题。但现在，在我们能够宣称计算机已经获得真正的人工智能之前，我们需要在理解脑及其功能的道路上走得更远。

术语表

....

5-羟色胺（serotonin）：突触所释放的一类物质，发挥神经调质的作用。脑内5-羟色胺水平的降低与抑郁症相关。

安慰剂（placebo）：一种惰性物质，在某种特定的情境下可引起生理学效应。

氨基酸（amino acids）：聚集在一起构成蛋白质的分子。

暗适应（dark adaptation）：暴露于黑暗环境后，眼睛重新获得最大的敏感性所需要的时间。

白质（white matter）：脑与脊髓内，大量的有髓鞘轴突聚集的区域即为白质。髓鞘的存在使得该组织呈现白色。

本体感受信息（proprioceptive）：来自肌肉、关节和肌腱的感觉信息，是一种无意识状态的感觉。

泵（pump）：一类膜蛋白，用于离子的跨膜运动。泵需要能量来完成功能。

并行加工（parallel processing）：沿着各自独立的神经通路同时加工信息。

布洛卡区（Broca's area）：通常位于大脑皮质的左侧额叶，在语言生成中发挥关键性作用。

长期记忆（long-term memory）：长期存在——几周、几个月，甚至更长时间——的记忆。

长时程抑制（long-term depression，LTD）：传递给神经元的强启动刺激所诱发的神经元突触电位振幅的持久性降低。

长时程增强（long-term potentiation，LTP）：传递给神经元的强启动刺激所诱发的神经元突触电位振幅的持久性增高。

侧抑制（lateral inhibition）：神经元之间的相互抑制，最好的例子见于马蹄蟹的眼睛。

超柱（模块）[hypercolumn（module）]：视觉皮质的基础模块。一块1毫米 ×1毫米 ×2毫米的皮质，它包含了分析同一个感受野内各种特征的功能柱。

陈述性记忆（declarative memory）：事实或事件的记忆。

程序性记忆（procedural memory）：运动技巧的记忆，如骑自行车的记忆。

初级感觉皮质（primary sensory areas）：首先加工感觉信息的大脑皮质区。

初级运动区（primary motor area）：位于中央沟附近的额叶皮质区，启动随意运动。

垂体（pituitary gland）：脑底部的腺体，释放大量的激素进入血流。

大脑（cerebrum）：大脑皮质、基底神经节和其他相关结构的总称。

大脑半球 [hemisphere（cortical）]：大脑皮质的半侧结构。两侧的大脑半球均被分成四个叶：额叶、顶叶、枕叶和颞叶。

大脑皮质（cerebral cortex）：覆盖在前脑的2毫米厚的细胞层。人类的大脑皮质是高度折叠的，皮质被分为两个半球，每个半球又被分为四个叶：额叶、顶叶、枕叶和颞叶。

单胺类（monoamine）：突触释放的一类物质，主要发挥神经调节介质的作用。

单突触反射（monosynaptic reflex）：简单的反射回路，感觉神经元直接作用于运动神经元。

蛋白质（protein）：以复杂方式折叠的氨基酸链，完成预定的功能。

地形图（topographic）：轴突从一个脑区到另外一个的有序投射。

第二信使（second messenger）：细胞内合成的一类小分子，对神经调质（第一信使）发生反应。

癫痫（epilepsy）：脑内疾病或细胞损伤所引起的癫痫发作。

电突触（electrical synapse）：离子可以在细胞间流动的缝隙连接。

电位（potential）：电压的另一种表达形式。

电压（voltage）：对两点之间电荷差的测量；对于神经元，通常是跨细胞膜的电荷差（即膜电压或膜电位）。

电子（electrons）：原子中围绕质子的带负电荷的小粒子。

顶盖（tectum）：中脑的结构，对于非哺乳类动物尤其重要，负责整合感觉输入并发起运动输出。

顶叶（parietal lobe）：位于额叶和枕叶之间的大脑皮质，主要参与躯体感觉信息的加工。

动作电位（action potentials）：短暂的，全或无的电信号，沿着神经元轴突向下传递该神经元的传出信息。

短时记忆（short-term memory）：记忆的初始保存，持续15分钟左右。短期记忆不稳定，易受干扰。

多巴胺（dopamine）：脑内突触所释放的神经调控因子，与帕金森病和精神分裂症有关。

多发性硬化（multiple sclerosis，MS）：围绕轴突的髓鞘病变的疾病。

额叶（frontal lobe）：大脑皮质的最前端，主要参与运动、计划、执行以及嗅觉。

儿茶酚胺（catecholamine）：来源于酪氨酸的一类单胺，以多巴胺、去甲肾上腺素和肾上腺素为代表。

耳蜗（cochlea）：一个螺旋结构，包含有三个液体腔，以及感受器（毛细胞）和与听觉相关的附属结构。

反射（reflex）：特异性刺激引起的自发性运动反应。

方向选择性细胞（direction-selective cell）：视觉系统的一类细胞，它们对穿过视网膜的、按照特定方向运动的一点或一条明光、暗光发生选择性的反应。

放射状胶质细胞（radial glial cell）：一种存在于发育中的脑的特化胶质细胞，神经元前体细胞沿着这类胶质细胞去发现它们适合的位置。

伏隔核（nucleus accumbens）：前脑底部的一个核团，参与强化行为，例如饥渴时的饮水或者饥饿时的进食。该核团还参与成瘾行为。

辅助运动区（supplementary motor area）：运动前区，参与运动的计划和执行。

复杂细胞（complex cells）：初级视觉皮质所记录到的神经元，它们对定向的亮条或以与条的方向成直角方式移动的暗条的反应最佳。

副交感神经系统（parasympathetic nervous system）：自主神经系统的一部分，促进"休息和消化"行为。

钙离子 [calcium（Ca^{2+}）]：一种带正电的离子，在突触传递中发挥重要作用，也可作为第二信使。

钙调蛋白（calmodulin）：与钙离子结合的蛋白。钙调蛋白的活化可激活一种特殊的激酶 CaM kinase（以及其他的酶类）（CaMK，Ca^{2+}/ 钙调蛋白-依赖性蛋白激酶）。

盖膜（tectorial membrane）：柯蒂氏器的膜，通过引起毛细胞纤毛的弯曲，而导致细胞的兴奋。

甘氨酸（glycine）：作为脑内主要抑制性神经递质的氨基酸。

感受野（receptive field）：视网膜的一个区域，它受到刺激时能引起单个视网膜细胞的活动改变。

干细胞（stem cells）：未分化的细胞，能够增殖分化形成各种类型的细胞。

高尔基法（Golgi method）：意大利的组织学家高尔基（Golgi）发明的一种银染法，主要使用的是卡哈尔（Santiago Ramón y Cajal），用于观察神经元结构。

工作记忆（working memory）：为完成某项特定任务而短时间保存的记忆。例如，在拨打电话之前记住一个电话号码。

功能性磁共振成像（functional magnetic resonance imaging，fMRI）：一种用来测量激活脑区内血流增加的技术。

沟裂（sulcus）：主要的、深的大脑皮质的折叠。

谷氨酸（glutamate）：作为脑内主要兴奋性神经递质的氨基酸。

关键期（critical period）：在发育过程中，动物对环境因素尤其敏感的阶段。

海马体（hippocampus）：位于颞叶下方的脑区，在长期记忆的构建中发挥重要作用。

河豚毒素（tetrodotoxin）：一种阻断电压门控 Na^+ 通道的拮抗剂。

核糖体（ribosomes）：细胞内的分子，用于蛋白质的制造。

亨廷顿舞蹈病（Huntington's disease）：一种基底神经节的遗传性疾病，引起运动功能低下。

后脑（hindbrain）：大脑的最底部，与脊髓相延续，主要包括延髓、脑桥和小脑。

环磷酸腺苷（cAMP）：三磷酸腺苷（ATP）在腺苷酸环化酶作用下生成的一种第二信使分子。

灰质（gray matter）：在脑和脊髓内，神经元胞体和树突聚集的部位。

机械感受器（mechanoreceptor）：直接对膜通道本身或膜周围的变形做出反应的感觉受体。

基底膜（basilar membrane）：柯蒂氏器的膜，毛细胞嵌入其中。

基底神经节（basal ganglia）：前脑内的五个核团，参与运动的启动和执行。

激酶（kinases）：向蛋白质中添加磷酸基，从而改变蛋白质功能的酶类。

加利福尼亚海兔（Aplysia californica）：一种专门用于研究学习和记忆基本形式的无脊椎动物。

钾离子（potassium，K⁺）：主要参与静息电位的正电荷离子。

简单细胞（simple cells）：初级视皮质记录的神经元，它对投射到视网膜上的定向光条或边缘的反应最佳。

箭毒（curare）：一种通过阻断肌肉细胞的乙酰胆碱受体而麻痹肌肉的药物。

交感神经系统（sympathetic nervous system）：自主神经系统的一部分，调节"战斗或逃跑"反应。

胶质细胞（glia）：脑内的支持细胞，参与神经元维持、修剪过程、环境调节并形成轴突外面的髓鞘。

节细胞（ganglion cells）：视网膜内的第三阶细胞，轴突形成视神经；或者指的是神经节细胞，即神经节内的细胞。

结（郎飞结）（nodes）：位于轴突上髓鞘中断的部位，产生动作电位。

经颅磁刺激（transmagnetic stimulation）：通过磁束来激活或

抑制神经活动。

精神分裂症（schizophrenia）：一种严重的精神疾病，典型表现是思维和情绪紊乱、幻觉等。

静息电位（resting potential）：在缺少任何刺激的情况下，细胞的跨膜电位。

镜像神经元（mirror neurons）：额叶内的神经元，当一只动物观察到其他动物在执行某项特定任务时被激活。

柯蒂氏器（organ of Corti）：内耳的结构，产生听觉，由毛细胞、基底膜和鼓膜组成。

快速眼动睡眠[rapid eye movement（REM）sleep]：睡眠的活跃阶段，做梦发生最多的阶段。

眶额皮质（orbitofrontal cortex）：额叶的较低位置的部分，在情绪行为的表达中发挥重要作用。

酪氨酸(tyrosine)：衍生出儿茶酚胺(如多巴胺和去甲肾上腺素)的氨基酸。

离心细胞（eccentric cell）：马蹄蟹眼睛的二阶神经元。

离子（ions）：带电荷的原子，换言之，获得了电子，即携带负电荷；或者失去了电子，即携带正电荷。

联合区（association areas）：大脑皮质内参与较高水平加工的脑区。

联合神经元（association neurons）：中介神经元之间相互作用的神经元。

磷酸二酯酶（phosphodiesterase，PDE）：一种能打破磷酸键

的酶类。

磷酸化（phosphorylation）：在蛋白质中加入磷酸基，以改变蛋白质的属性。

（电）流（current）：单位时间内通过金属丝的电子或穿膜离子流的测量。

路标神经元（guidepost neurons）：发育脑中特化的神经元，引导轴突生长。

氯离子 [chloride（Cl^-）]：一种负离子，主要参与神经元的抑制。

马赫带（Mach bands）：分别在黑暗或明亮边界附近看到的亮带和暗带，加强边缘检测。

马蹄蟹（horseshoe crab）：一种无脊椎动物——鲎，用于视觉机制的研究。

毛细胞（hair cells）：听觉的感受细胞。它们对从顶端向外伸出的纤毛的弯曲做出反应。

美洲鲎（Limulus polyphemus）：马蹄蟹。

面孔失认症（prosopagnosia）：个体不能识别面孔。

敏感化（sensitization）：继发于一个负性刺激的动物反应强度增加的现象。

膜（细胞）[membrane（cell）]：细胞周围的薄的屏障结构，允许多种物质进出细胞，由双层脂质分子构成，镶嵌有多种蛋白质，包括通道、泵、酶类以及受体。

钠离子（sodium，Na^+）：一类带有正电荷的离子，参与动作电位的产生，以及神经元和感觉细胞的兴奋。

脑成像（PET 和 fMRI）[brain imaging（PET and fMRI）]：当脑区内神经元被激活时，血流增加的成像。

脑啡肽（enkephalins）：脑内突触释放的小分子肽类物质，发挥吗啡样作用。

脑桥（pons）：一个后脑结构，传递从皮质到小脑的信息。

脑神经（cranial nerves）：直接进入脑的12对神经。其中10对传递的是与头面部相关的感觉和运动信息，另外两对支配内脏。

内胚层（endoderm）：位于胚胎内部的细胞，发育成内脏及其他内部器官。

鸟鸣（birdsong）：鸟的鸣唱。

颞叶（temporal lobe）：大脑皮质的最外侧脑区，参与听觉与记忆。

帕金森病（Parkinson's disease）：由于基底神经节多巴胺缺乏所导致的运动系统疾病。病人的典型表现是震颤以及运动启动困难。

帕奇尼小体（Pacinian corpuscle）：感觉的机械性受体，对触觉、压觉以及振动觉发生反应。

皮质柱（cortical columns）：以纵向和横向方式穿过皮质的神经元柱状结构，具有相同的属性，如视觉皮质 V_1 区的定向或眼的优势柱。

皮质醇（cortisol）：肾上腺释放的一类类固醇激素。

胼胝体（corpus callosum）：脑中间的一束粗大的轴突束，负责两侧半球间信息的传递。

普肯耶细胞（Purkinje cell）：小脑中的大神经元。

启动电位（generator potential）：兴奋性突触和受体电位的聚合形式，引起动作电位的发生。

前额叶白质切断术（prefrontal lobotomy）：一种切断眶额皮质与其他脑结构之间联系的外科手术。

前脑（forebrain）：脑中最大的一部分，包括丘脑、下丘脑、基底神经节以及大脑皮质。

丘脑（thalamus）：前脑结构，传递感觉信息至大脑皮质。

躯体感觉（somatosensory）：来自皮肤和躯干、四肢深部的感觉信息，包括触觉、压觉、温度觉以及疼痛。

去甲肾上腺素（norepinephrine）：脑内某些突触释放的儿茶酚胺类物质，也可来自交感神经系统的神经元。

去抑制（disinhibition）：对抑制性神经元的抑制，导致抑制的部分解除。

弱视（amblyopia）：幼年期的动物或人的单眼或交叉眼视觉剥夺所导致的视敏度缺失。

三环类（药物）（tricyclics）：通过抑制突触末梢对单胺类物质的重摄取，从而提高脑内单胺类水平的药物。

三磷酸腺苷（adenosine triphosphate，ATP）：线粒体内富含能量的分子，驱动细胞内的生物化学反应。

色氨酸（tryptophan）：衍生出吲哚胺（如5-羟色胺）的氨基酸。

色素性视网膜炎（retinitis pigmentosa）：一种遗传性疾病，引起光感受器的缓慢退化。

僧帽细胞（mitral cells）：嗅球内嗅小体的主要外层神经细胞。

少突细胞（oligodendrocytes）：脑和脊髓（中枢神经系统）内的胶质细胞，形成髓鞘结构。

神经板（neural plate）：胚胎背侧的细胞，发育成神经系统。

神经递质（neuropeptides）：突触释放的物质，导致神经元快速的电兴奋或抑制。

神经管（neural tube）：脑发育的早期阶段，由神经板细胞折叠而成。

神经核（细胞核）（nucleus）：脑内的神经元群，一般负责某个特殊功能；或者指的是，细胞内含有遗传物质 DNA 的结构。

神经嵴（neural crest）：神经板的细胞，形成主要的外周神经系统。

神经节（ganglia）：通常服务于某种特殊功能的神经细胞群，常用于描述中枢神经系统以外的神经元群或者无脊椎动物的神经系统，但有一个例外是，前脑内的基底神经节。

神经生长因子（nerve growth factor, NGF）：脑内首个被识别的，并且被研究得最好的生长因子。

神经肽类（neuropeptides）：突触释放的小分子蛋白质，主要作为神经调质发挥作用。

神经调质（neuromodulator）：突触释放的物质，导致神经元的生物化学变化。

神经元（neurons）：脑内的细胞，参与信号的接收、整合以及传送。

生发区（germinal zone）：胚胎内神经元和胶质细胞生成的部位；

最初位于神经管的内表面。

生长因子（growth factors）：对于细胞生长、分化以及存活非常重要的小分子。

生长锥（growth cone）：生长轴突的特化的末端结构。

失认症（视觉）[agnosia（visual）]：个体能够看见但不能识别物体。

视差调谐细胞（disparity-tuned cells）：只对其接收区内精确定位的刺激做出反应的神经元，被认为是深度知觉加工的关键细胞。

视杆细胞（rod photoreceptors）：感受暗光的光感受器。

视黄醛（retinal）：维生素 A 的醛形式，当与一个特异性蛋白结合后，构成一个视觉色素分子。

视觉区（visual area）：枕叶皮质的区域，参与图像的加工。

视色素（visual pigment）：光感受器的分子，能够吸收光，引起细胞的兴奋。

视锥光感受器（视锥细胞）（cone photoreceptors）：负责颜色视觉的感受器。人类视网膜有三种视锥感受器，分别主要对红、绿和蓝光敏感。

视紫红质（rhodopsin）：视杆细胞的视色素。

适应（adaptation）：感觉受体对持续存在刺激的反应表现出随时间而逐渐降低。

受体（receptor）：突触后膜的膜蛋白，通常与细胞内的酶系统相关联；或者，对特异性感觉刺激反应的细胞，如光感受器。

受体电位（receptor potential）：作用于细胞或神经元的特异性感觉刺激所激发的感觉细胞或神经元内的电压变化。

树突（dendrites）：神经细胞体延伸出去的、密集的分支样结构，接收细胞的突触传入。

双极细胞（bipolar cell）：视网膜的一类神经元，传递从外进入视网膜内部的视觉信息。

水平细胞（horizontal cell）：视网膜的外层细胞类型，调节感受细胞和双极细胞之间的侧抑制。

随意运动系统（voluntary motor system）：神经系统的一部分，控制躯体、肢体和头面部的肌肉运动。这种控制主要是随意控制。

髓鞘（myelin）：由胶质细胞包裹在轴突周围形成的一层绝缘结构。

肽类（peptide）：小分子蛋白质。

通道（channels）：允许离子通过细胞膜的膜蛋白。通道通常是关闭的，需要特异性刺激的激活才能开放。

突触（synapse）：连接两个神经元或者神经元与肌肉细胞的功能性位点。

突触电位（synaptic potential）：神经细胞上的突触激活所引起的该神经元的电压改变。

突触后的（postsynaptic）：与突触下游结构或过程相关的内容，例如，突触后神经元、突触后电位。

突触后膜（postsynaptic membrane）：接收突触传入的特化的

细胞膜区域。

突触末梢（synaptic terminal）：通常形成突触的部位。

突触囊泡（synaptic vesicle）：突触内小的囊泡，包含着突触所释放的化学物质。

突触前的（presynaptic）：与突触上游结构或过程相关的内容，例如，突触前神经元、突触前末端。

突触前突触（presynaptic synapse）：在突触末端形成的突触。

脱氧核糖核酸（nucleic acid，DNA）：细胞核内的遗传物质，编码细胞内的蛋白质。

外侧膝状体（lateral geniculate nucleus，LGN）：丘脑的核团，接收来自眼睛的输入，然后传递视觉信号到大脑皮质。

外胚层（ectoderm）：胚胎的外表层细胞，发育成皮肤。

外周神经系统（peripheral nervous system）：脑和脊髓以外的神经系统。

网格单元（grid cell）：位于海马体附近皮质的神经元，当动物处于几个特定位置（位置野），通常是三角形排列时，这些细胞被激活。一般认为，网格单元与海马体内的位置细胞相互作用，但具体机制不清楚。

网状结构（reticular formation）：位于整个延髓，并延伸至脑内广泛区域的神经元，在唤醒状态以及意识水平的调节中发挥重要作用。

威尔尼克区（Wernicke's area）：位于左侧颞叶的一个区域，参与语言的理解、阅读和写作。

位置细胞（place cells）：海马体内的神经元，当动物处于某一个特定位置时发送信号。

乌贼（squid）：有着巨大轴突的无脊椎动物。

无七（Sevenless）（sevenless）：果蝇的一种基因突变，导致R_7光感受器发育障碍。

无七的新娘（bride of sevenless，boss）：一种果蝇的基因突变，引起R_7光感受器的发育缺失。

无脊椎动物（invertebrates）：较低等的、没有脊柱的动物，如昆虫、蟹、苍蝇以及软体动物等。

无长突细胞（amacrine cell）：视网膜内的一类神经元，多是对运动敏感。

习惯化（habituation）：继发于重复性反应激发的反应强度逐渐降低的现象。

细胞质（cytoplasm）：细胞内部除了细胞核以外的物质。

下丘脑（hypothalamus）：前脑的一个结构，包含若干参与摄食、饮水、性行为等基本行为与动机的核团。下丘脑还调节垂体激素的释放以及自主神经系统，并在情绪行为中发挥重要作用。

先锋轴突（pioneer axons）：在发育过程初期形成的轴突，为随后的轴突（生长或迁移）提供一条通路。

线粒体（mitochondria）：细胞内的结构，能提供富含能量的分子（如三磷酸腺苷）以保证细胞的能量供应。

腺苷酸环化酶（adenylate cyclase）：转化ATP为cAMP的酶类。

小脑（cerebellum）：主要的后脑结构，在协调和整合运动行为方面发挥重要作用。

（复眼的）小眼（ommatidium）：无脊椎动物的眼睛的感光单元。

信使 RNA（messenger RNA）：携带蛋白质代码的 RNA，从细胞核中的 DNA 到制造蛋白质的细胞质中的核糖体。

兴奋性突触（excitatory synapse）：对神经元或肌肉细胞发挥兴奋作用的突触。

杏仁核（amygdala）：位于前脑内，参与情绪行为整合和协调的一个脑区。

嗅觉（olfaction）：嗅觉。

嗅小球（glomeruli）：嗅球内的结构，接收来自某种特定类型的嗅觉受体的传入。

雪（许）旺氏细胞（Schwann cells）：外周神经系统的胶质细胞，构成轴突的髓鞘成分。

延髓（medulla）：一个后脑结构，包含参与一些至关重要的功能（如心率和呼吸）的核团。

眼优势（ocular dominance）：这种现象导致脑内的大多数双眼细胞受某一只眼睛的影响（驱动）要强于另外一只。

夜盲（night blindness）：在夜晚，丧失了视觉敏感性，病因通常是维生素 A 缺乏或者某种遗传性眼疾病。

乙酰胆碱（acetylcholine）：神经肌肉接头释放的神经递质；也可释放于脑内一定的突触，发挥神经递质或神经调节作用，也可来自副交感神经系统的神经元。

抑制性突触（inhibitory synapse）：抑制神经元的突触。

吲哚胺（indoleamine）：来自色氨酸的一类单胺，例如5-羟色胺。

愉快中枢（pleasure centers）：指的是受到刺激能引起动物愉悦感的一些脑区。这些脑区似乎跟脑内的强化和奖赏系统相关。

运动前区（premotor areas）：位于额叶，在随意运动的计划和执行中发挥重要作用的脑区。

运动输出（motor output）：运动神经元导致肌肉运动的活动。

枕叶（occipital lobe）：大脑皮质最后面的部分，主要参与视觉加工。

正电子发射断层扫描（positron emission tomography，PET）：一种检测部分脑区活动增加的方法。

质子（protons）：原子中心的正电荷粒子。

中间神经元（interneurons）：存在于感觉神经元和运动神经元之间的所有神经元的总称。

中脑（midbrain）：后脑与前脑之间的脑结构。

中胚层（mesoderm）：胚胎内胚层和外胚层之间的细胞层，发育形成肌肉、骨头以及心肌细胞。在胚胎早期，中胚层细胞可诱导其上方的外胚层细胞发育成神经板细胞。

中枢神经系统（central nervous system）：神经系统的一部分，包括脑和脊髓。

中央凹（fovea）：眼睛的中心区域，中介高敏度视觉。

重症肌无力（myasthenia gravis）：神经肌肉接头的疾病。

轴浆运输（axonal transport）：物质沿着轴突快速运动的特殊机制。

轴突（axon）：神经元延伸出来的细长分支，与其他神经元或肌肉细胞相连接。轴突以动作电位的方式传送神经元的传出信息。

轴突终末（axon terminals）：轴突在接近终端处形成的膨大，通常形成突触。

昼夜节律（circadian rhythm）：调控各种机体功能的内源性节律，指的是依赖于时间的节律变化。

转导蛋白（transducin）：视色素激活的一种 G-蛋白，能够激活磷酸二酯酶。

转录因子（transcription factor）：一种与 DNA 相互作用的蛋白质，打开或关闭基因的表达。

转运因子（transporter）：细胞膜上的泵，将突触释放的物质转运回突触末梢，从而终止物质的活动。

锥体细胞（pyramidal cell）：大脑皮质所有区域的主要神经元。

自受体（autoreceptors）：存在于突触末梢的受体，可被该末梢所释放的物质激活。

自主神经系统（autonomic nerve system）：调控内脏的神经系统成分。主要的调控方式是无意识的，被分为交感和副交感神经系统两个部分（这两个部分发挥相反的作用）。

组织学（histology）：组织的微观（需要显微镜观察的）研究。

左旋多巴（L-dopa）：多巴胺的前体物质，用于治疗帕金森病。

G-蛋白（G-protein）：一种可被突触后膜受体激活的蛋白质，通常与第二信使分子合成的酶类相关。

NMDA 通道（NMDA channels）：对谷氨酸反应的通道允许 Na^+ 和 Ca^{2+} 进入神经元。

OFF-中心细胞（OFF-center cell）：这类神经元对感受野中心刺激的反应表现出活动降低。在刺激停止后，它们通常出现短暂的激活。

ON-OFF 细胞（ON-OFF cell）：这类神经元在刺激出现时活动增加，而在刺激结束时再次增加。

ON-中心细胞（ON-center cell）：这类神经元对感受野中心刺激的反应表现出活动增加。

V_1区（area V_1）：脑的初级视皮质，位于枕叶内，最先对视觉信息进行加工的脑区。

V_2—V_5区（areas V_2–V_5）：位于枕叶，同 V_1区一起，参与视觉信息的加工。

"What" 通路（what pathway）：腹侧视觉通路，参与物体识别。

"Where" 通路（where pathway）：背侧视觉通路，参与空间视觉任务。

X 染色体（X-chromosome）：性染色体，男性有一条 X 染色体，女性有两条。

γ-氨基丁酸（γ-aminobutyric acid，GABA）：脑内的抑制性神经递质。

延伸阅读

....

Andreasen, Nancy C. (2004). *Brave new brain: Conquering mental illness in the era of the genome* (paperback ed.). New York, NY: Oxford University Press.

Bear, Mark, Connors, Barry, and Paradiso, Michael. (2016). *Neuroscience: Exploring the brain* (4th ed.). Philadelphia, PA: Wolters Kluwer.

Berkowitz, Ari. (2016). *Governing behavior: How nerve cell dictatorships and democracies control everything we do.* Cambridge, MA: Harvard University Press.

Cajal, Santiago Ramón y. (1989). *Recollections of my life.* Cambridge, MA: MIT Press.

Crick, Francis. (1994). *The astonishing hypothesis: The scientific search for the soul.* New York, NY: Charles Scribner's Sons.

Damasio, Antonio R. (1994). *Descartes' error: Emotion, reason, and the human brain.* New York, NY: Grosset/Putnam.

Dennett, Daniel C. (1992). *Consciousness explained.* Boston, MA: Little, Brown.

Doidge, Norman. (2007). *The brain that changes itself: Stories of personal triumph from the frontiers of brain science.* New York, NY: Penguin.

Dowling, John E., and Dowling Joseph L. (2016). *Vision: How it works and what can go wrong.* Cambridge, MA: MIT Press.

Dunbar, Robin, Barrett, Louise, and Lycett, John. (2005). *Evolutionary psychology: A beginner's guide* (paperback ed.). Oxford, UK: One World.

Herman, Dorothy. (1998). *Helen Keller: A life* (paperback ed.). Chicago, IL: University of Chicago Press.

Hobson, J. Allan. (1989). *The dreaming brain.* New York, NY: Basic Books.

Hubel, David H. (1988). *Eye, brain, and vision.* New York, NY: Freeman.

Kaku, Michio. (2014). *The future of the mind: The scientific quest to understand, enhance, and empower the mind.* New York, NY: Anchor Books.

Kandel, Eric. (2007). *In search of memory: The emergence of a new science of mind* (paperback ed.). New York, NY: Norton.

Koch, Christopher. (2012). *Consciousness: Confessions of a romantic reductionist.* Cambridge, MA: MIT Press.

Kramer, Peter D. (1997). *Listening to prozac.* New York, NY: Penguin USA.

LeDoux, Joseph. (2002). *Synaptic self: How our brains become who we are.* New York, NY: Penguin.

Luria, A. R. (1968). *The mind of a mnemonist.* New York, NY: Basic Books (also available with new introduction in paperback from Harvard University Press, Cambridge, 1987).

Morange, Michel. (2001). *The misunderstood gene.* Cambridge, MA: Harvard University Press.

Pinker, Steven. (1994). *The language instinct.* New York, NY: Morrow.

Pollen, Daniel A. (1993). *Hannah's heirs: The quest for the genetic origins of Alzheimer's disease.* New York, NY: Oxford University Press.

Posner, Michael I., and Raichle, Marcus E. (1994). *Images of mind.* New York, NY: Scientific American Library.

Sacks, Oliver. (1995). *An anthropologist on Mars.* New York, NY:

Knopf.

Sacks, Oliver. (1987). *The man who mistook his wife for a hat and other clinical tales.* New York, NY: Harper Collins.

Schacter, Daniel L. (1996). *Searching for memory: The brain, the mind and the past.* New York, NY: Basic Books.

Snyder, Solomon H. (1989). *Brainstorming: The science and politics of opiate research.* Cambridge, MA: Harvard University Press.

Thompson, Richard F., and Madigan, Stephen A. (2007). *Memory: The key to consciousness* (paperback ed.). Princeton, NJ: Princeton University Press.

Valenstein, Elliot S. (1986). *Great and desperate cures: The rise and decline of psychosurgery and other radical treatments for mental illness.* New York, NY: Basic Books.

Watson, Peter. (2016). *Convergence: The idea at the heart of science.* New York, NY: Simon & Schuster.

Zeki, Semir. (1993). *A vision of the brain.* Oxford, UK: Blackwell.